たった20項目で学べる

スキンケア

皮膚科学
看護
スキルアップ
シリーズ④

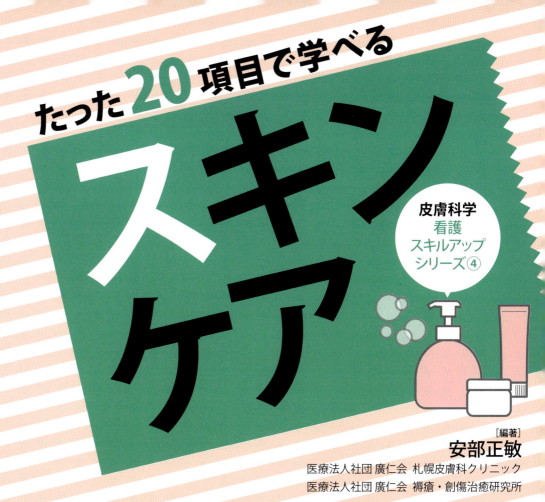

[編著]
安部正敏
医療法人社団 廣仁会 札幌皮膚科クリニック
医療法人社団 廣仁会 褥瘡・創傷治癒研究所

Gakken

はじめに

　"あなたもできる皮膚科看護学入門「たった20項目で学べる」"シリーズも，何と4冊目となった．"褥瘡ケア""外用療法""皮膚疾患"に続いて今回"スキンケア"である．実は，この"スキンケア"は当初出版予定がなく，「たった20項目で学べる」は3冊限りという予定であった．その理由は，先の3冊が折角4文字できれいに収まっているのにもかかわらず"スキンケア"では5文字となり，「たった20項目で学べる」シリーズの美的センスには馴染まないからである．だったら"皮膚ケア"でも意味は同じであるが，"スキンケア"はどこか上品で気品高い響きがあるものの，"皮膚ケア"ではゴロもよくない．それはともかく，本当の理由は，同社は既に「スキントラブルケアパーフェクトガイド」を出版しており，ホームページ上でも"「スキントラブルケア」の決定版！"などと書いているからである．決定版が出ているのにもかかわらず，スキンケアの本を出すことなんぞ，屋上屋を架す愚行であることは火を見るより明らかである．しかもその本の編者は平成22年度特定看護師(仮称)養成調査事業実施過程修了・皮膚排泄ケア認定看護師としてご活躍の内藤亜由美先生と何と他ならぬ著者自身なのであった！　スキンケアに関する本を編集している張本人が，同じ出版社から同系統の本を出すのもいかがなものであろうか．

　ところで，学研メディカル秀潤社は"学研ナーシングセミナー"を開催しており著者も講師を務めさせて頂いている．"1日でわかる皮膚のすべて"と"誰も教えてくれなかった外用療法"に続き，昨年から著者にとっては3つ目の"皮膚の洗浄と保湿 確かな知識&使える技術"が開始された．このセミナーは従来とはちょっと異なり，花王株式会社とのコラボ企画であり，お値段もお安く半日開催のため，早々に満席となる人気セミナーである．熱心な参加者からは他セミナー同様たくさんのご質問を頂戴したが，著者にとってはちょっと意外であったのは，いただいた質問が皮膚科学そのものに準拠する内容が極めて多かったことである．無論，著者が皮膚科医であることから当然であるのかもしれないが，臨床そして在宅現場でスキンケアを実践する医療従事者の"皮膚疾患を踏まえたスキンケア"の知識習得の強いニーズに接する思いであった．

確かにこれまでの"スキンケア"の本は，皮膚排泄ケアに基づくものが多く，それはとても重要なことであるが，他方皮膚疾患を有する患者のスキンケアは異なる側面も有するのも事実であり，しかもそれは連続するものである．ここに，「スキントラブルケアパーフェクトガイド」とは違う視点からのスキンケア初心者入門書の存在価値を痛感した．そんな中，「たった20項目で学べる」シリーズの生みの親，増田氏と雑談していたところ，読者よりさらなる続編の要望が来ていると言う（もっとも，氏は優秀な編集者であるので「いや～先生の本は鳴かず飛ばずで…」などと言う訳もないが…）．後から考えると氏のお世辞かも知れぬ口上に著者は有頂天となり，図らずも「たった20項目で学べる」版のスキンケアの構想を披露してしまった．「ぜひ出しましょう！」社での会議を通すこともなく，コーヒーショップの片隅で本書出版が即決してしまった．ここが，最近著者が一般医向けに出した本を企画した某大手医学出版社には決して真似のできぬ学研メディカル秀潤社のフットワークの軽いところである．

　さて本書は，シリーズ共通の構成として，テーマを20項目に絞り，筆者が考える「まずはこれだけマスターして頂ければ，大きくスキルはアップする！」という内容のみにあえて厳選している．ただし，先行3冊と異なる点は，スキンケアは体系的に学習したほうが得策であることから，従来はセミナーで頂く質問順に記載し，タイトルナンバーは総論からから各論に流れるようにしていた（最初に第6章などが現れるのはそのためである）が，今回は逆で，総論から各論に流れるように記載し，質問順のナンバーを併記している．

　本書が一人でも多くの方にスキンケアの奥深さ，大切さそして楽しさをお伝えすることができれば，著者の存外の喜びである．

2016年8月吉日

安部正敏
医療法人社団　廣仁会　札幌皮膚科クリニック
医療法人社団　廣仁会　褥瘡・創傷治癒研究所

本書の特徴と使い方

　本書はあくまでスキンケア初心者のための入門書であることを十分意識している．そのため，本書でスキンケアが100％習得できると思ったら大間違いであり，事実記載していないことの方が多い．本書を読んでいただき，さらに興味のある方は「スキントラブルケアパーフェクトガイド」で学んでいただくとスキルアップは確実である．

　本書は，看護師が実際直面し，悩むスキンケアの理論と実際についてセレクトし，平易な記載を試みた．さらに，全体としてコンパクトな本にするように心がけ，容易に読破していただけるようにした．とかく最近の看護学書や医学書は見開き2ページぐらいでテーマごとにまとめたものが多い．無論，基礎知識があれば，疑問を調べるなどの用途にはその方が使いやすい．しかし，初心者は，まずスキンケアの流れを掴まねば興味の湧きようがないのが実情であろう．そこで，本書はあくまで読み

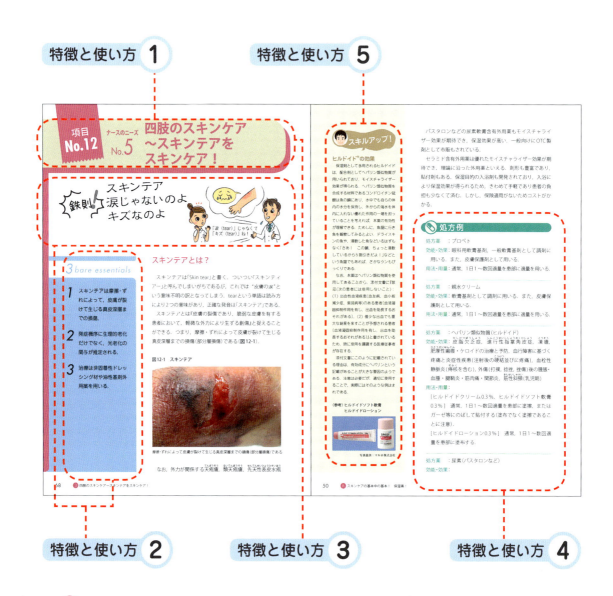

物としての体裁にこだわり，前著3冊同様単著とした．本書で容易に学んでいただけるように工夫したのは以下の点である．ぜひ特徴を理解していただいた上で，日々の臨床現場でのスキンケアのスキルアップにお役立ていただきたい．

特徴と使い方 1　現場のニーズに則した構成

　スキンケアは体系的に学ぶ方が深い理解が得られる．そこで，今回は総論から各論に向けて記載している．さらに看護学の最新のトピックス"スキンテア(p.68)""IAD(p.73)"を取り上げた．しかし，忙しい医療現場の看護師は長時間をかけて小説を読むが如く一気に看護学書を読破するのは無理というものである．そこで「ナースのニーズ」というナンバーも併記し，これは学研ナーシングセミナーで頂いた質問順とした．項目1から順に読んでいただいても，ナンバーが若い章ほど，現場のニーズが高いということになる．逆に，あえて項目ナンバー順に読んで頂くと読んだ分だけスキルが上がる従来同様の使い方も可能である．また，各項目毎に少しずつ時間をかけて読破する方のために，重要な点はあえて重複記載している．

特徴と使い方 2　あえて下手な俳句調の「鉄則」とイラストが巻頭に

　毎回ご好評を得ている俳句が今回も先頭を飾った．日本人が古来よりこよなく愛す俳句と短歌．中でも世界で一番短い詩とされる俳句は，5・7・5のリズムで日本人の美意識にマッチしている．今日まで脈々とこの文化が生きているということは，記憶に残りやすいという側面があるからである．そこで，本書ではご批判を顧みず俳句のルールを無視した下手な俳句を「鉄則」として巻頭に掲げ，イラストを入れ，音とビジュアルで記憶して頂くよう工夫した．さらに，文頭に3 bare essentialsという3つの重要事項を短文で記載し，ポイントを容易に理解いただけるようにした．

特徴と使い方 3　たった20の章

　あくまで入門編という考え方から，単元は20に厳選した．容易に読破できる数であると自負している．

特徴と使い方 4　薬剤はすべて商品名

　前書では，薬剤名はわかりやすいように一般名で統一した．しかし，今回はスキンケアであり，医薬品だけではなく市販品も多いことから商品名も記載した．

特徴と使い方 5　ポイント，スキル，メモそしてムダ知識

　本文はできるだけ短くし，「ポイント」「スキル」「メモ」そして「エピソード」「ムダ知識」までを挿入した．人間が何か作業をする際には余裕があってこそ成功するものである．そこで本書はあえて「ムダ知識」などを入れることで，本に余裕を持たせた．きっと記憶が容易になると思われる．さらに，具体的な処方例も記載した．なぜ皮膚科医はこの疾患にその薬剤を出すのか，そのエッセンスを理解いただけるようにした．

特徴と使い方 6　できるだけ安価で

　ぜひ大勢の方にお目通し頂きスキンケアに興味を持って頂けるよう，お求めやすい金額にこだわりぬいた．その結果，またまた学研メディカル秀潤社の大サービス出版物となっており，これは本書担当の増田氏の大いなるご尽力の賜物であり感謝申し上げたい．

では，「スキンケア」の旅にいざ出発！

おことわり

本書に取り上げた製品について

　本書に掲載した製品は，主に著者が講師を務める学研ナーシングセミナーにおいてご協力を頂いている会社を中心として選択しています．これらは，あくまで著者自身の使用経験により個人的に推奨しているものです．もちろん，本書に収載のない製品にも良品は多数存在しますので，読者の皆様のご経験，お考えにより選択していただければ幸いです．

　なお，各会社には著者ならびに学研メディカル秀潤社より画像提供をお願いしたものであり，掲載料などは一切いただいておりません．

～ Special Thanks ～

　今回，本書出版にあたり実際の臨床現場でご活躍中のスキンケア達人看護師の皆様に，多大なるご助言ご協力を頂きました．ここにお名前を記し感謝を申し上げます（敬称略，50音順）．

太田　直子　　（札幌北楡病院）

大田　百恵　　（国立病院機構　呉医療センター）

小野寺有香　　（くにもと病院）

柿元奈緒子　　（大阪鉄道病院）

菊池美智子　　（東邦病院）

小池　瑞世　　（前橋赤十字病院）

小林　智美　　（日本大学病院）

佐藤　文　　　（福井県立大学）

志田優貴子　　（長岡赤十字病院）

降籏　理恵　　（北アルプス医療センター　あづみ病院）

堀川　香奈　　（中村記念病院）

政田　美喜　　（三豊総合病院）

松井佐知子　　（群馬大学医学部附属病院）

山﨑　祐子　　（島根大学医学部附属病院）

編集担当：増田和也
編集協力：密本佳世，宇喜多具家
カバー・表紙・本文デザイン：下村成子（Vincent）
本文イラスト：日本グラフィックス
本文DTP：児島明美，寺内由紀

皮膚科学 看護スキルアップシリーズ④
たった20項目で学べる スキンケア

Contents

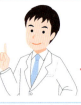

教科書的に順を追って読みたい！
そんなアナタはこちら！

総論から各論へのもくじ

項目	ナースのニーズ		ページ
No.1	11	なぜ"スキンケア"が重要か？	12
No.2	2	だけじゃない！ 驚きの皮膚の生理機能	17
No.3	3	物理的バリアとしての表皮～細胞たちの素敵なアンサンブル	20
No.4	4	皮膚癌を懸命に防ぐ！物理的バリアとしての紫外線防御	28
No.5	9	化学的バリアと浸軟皮膚	36
No.6	6	免疫学的バリアによる特異的防御機能	39
No.7	7	IAD理解に重要な刺激性接触皮膚炎	44
No.8	13	スキンケアの基本中の基本！ 保湿剤！	47
No.9	12	進化を続ける洗浄剤	54
No.10	15	全身，とくに瘙痒のスキンケア	58

項目	ナースのニーズ		
No.11	16	頭部のスキンケア	64
No.12	5	四肢のスキンケア〜スキンテアをスキンケア！	68
No.13	1	外陰部のスキンケア〜新たな概念 Incontinence-associated dermatitis（IAD）	73
No.14	20	手と足そして爪のスキンケア	79
No.15	17	皮膚感染症とスキンケア	89
No.16	8	社会で支えるストーマケア	99
No.17	14	透析と頑固なかゆみ	107
No.18	10	かゆみを惹起する食べ物そして薬剤	114
No.19	18	スキンケアを踏まえた医療用テープ固定法	122
No.20	19	化粧品によるスキンケア	126

索引 ……… 130

皮膚科学 看護スキルアップシリーズ④
たった20項目で学べる　スキンケア

Contents

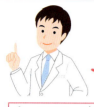

知りたいことろをまず読みたい！
そんなアナタはこちら！

ナースのニーズが多い順のもくじ

ナースのニーズ	No.1	外陰部のスキンケア～新たな概念 Incontinence-associated dermatitis（IAD）	73
ナースのニーズ	No.2	だけじゃない！　驚きの皮膚の生理機能	17
ナースのニーズ	No.3	物理的バリアとしての表皮～細胞たちの素敵なアンサンブル	20
ナースのニーズ	No.4	皮膚癌を懸命に防ぐ！物理的バリアとしての紫外線防御	28
ナースのニーズ	No.5	四肢のスキンケア～スキンテアをスキンケア！	68
ナースのニーズ	No.6	免疫学的バリアによる特異的防御機能	39
ナースのニーズ	No.7	IAD理解に重要な刺激性接触皮膚炎	44
ナースのニーズ	No.8	社会で支えるストーマケア	99
ナースのニーズ	No.9	化学的バリアと浸軟皮膚	36
ナースのニーズ	No.10	かゆみを惹起する食べ物そして薬剤	114

ナースのニーズ	No.11	なぜ"スキンケア"が重要か？	12
ナースのニーズ	No.12	進化を続ける洗浄剤	54
ナースのニーズ	No.13	スキンケアの基本中の基本！ 保湿剤！	47
ナースのニーズ	No.14	透析と頑固なかゆみ	107
ナースのニーズ	No.15	全身，とくに瘙痒のスキンケア	58
ナースのニーズ	No.16	頭部のスキンケア	64
ナースのニーズ	No.17	皮膚感染症とスキンケア	89
ナースのニーズ	No.18	スキンケアを踏まえた医療用テープ固定法	122
ナースのニーズ	No.19	化粧品によるスキンケア	126
ナースのニーズ	No.20	手と足そして爪のスキンケア	79

索引 130

項目 No.1 　ナースのニーズ No.11　なぜ"スキンケア"が重要か？

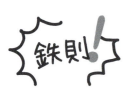
プロならば
知れば知るほど
スキンケア

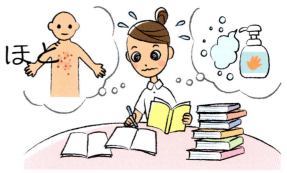

3 bare essentials

1. スキンケアは非常に奥深い概念であり，完璧なスキンケアを行うには，比較的まれな皮膚疾患まで理解する必要がある．

2. "スキンケア"＝"保湿"ではない！

3. 自らの専門領域とケアする患者により，手を出してはいけない限界を知ることが重要である．

たかがスキンケア！されどスキンケア！

「スキンケア」とは一般市民も気軽に使用する用語であり，テレビをつければ深夜の通販番組でも連呼されるキーワードである．「スキンケア」とは何だか心地よい用語であり，とくに化粧品においては，「スキンケアを兼ね備えた……」などというセリフが流行している．驚くべきことに，最近ではティッシュペーパーにもコラーゲン入りとか保湿成分入りなど謳う商品が出現しており，一般消費者にはそれほど受けがいいのであろう．

しかし，その裏には時に美白やシワ予防など，きわめて商業的な側面も見え隠れすることもある．「あなたにとっておきのスキンケアを！」という用語が，不特定多数が視聴するテレビで流れるかも不思議であるが，最後には「今から30分間オペレーターを増員してお待ちしております！」など，到底"あなただけ"とは裏腹のセリフが流れるのはなぜであろうか？　さらに，30分間だけ増員されるオペレーターのギャラはいくらなのだろうか？　たった30分だけ仕事をして帰る気分はいかばかりか？　など，「スキンケア」にまつわる疑問は尽きない．

しかし，本書の読者は真面目な医療従事者である．臨床現場や在宅現場で懸命に患者のケアを行う尊い存在である．まずは「スキンケア」をしっかり定義しなければならない．

日本褥瘡学会によると，学会で使用する用語の定義・解説において，「スキンケア」は以下のように記載されている．

　『皮膚の生理機能を良好に維持する，あるいは向上させるために行うケアの総称である．具体的には，皮膚から刺激物，異物，感染源などを取り除く洗浄，皮膚と刺激物，異物，感染源などを遮断したり，皮膚への光熱刺激や物理的刺激を小さくしたりする被覆，角質層の水分を保持する保湿，皮膚の浸軟を防ぐ水分の除去などをいう．』

　以上の要点から考えるに，「スキンケア」とは，皮膚の良好な生理機能を維持するために，①洗浄，②被覆，③保湿，④水分除去，の主な4つを行うものとすることができる．この点から考えると，美白行為が「スキンケア」にあたるのかどうかは，少なくとも医学的には境界領域にあたると考えられる．

　ここで注意すべきは，この定義において「スキンケア」は，皮膚の生理機能を良好に維持するだけでなく，向上させるケアの総称とされていることである．つまり，異常な病的皮膚，例えば皮膚疾患を有する患者における「スキンケア」は，あくまでその病態におかれている皮膚の生理機能を向上させるべきケアでなければならず，プロが行う「スキンケア」は，皮膚疾患の病態を熟知することが求められることとなる．

一筋縄でいかない？　スキンケア

スキンケアの要点

　プロが行う「スキンケア」の要点は，以下のように言いかえることができる．

> ① 洗浄：皮膚表面に存在する異物を何らかの方法で除去する行為
>
> ② 被覆：皮膚表面から内部に障害を与える物質や光線を何らかの方法で遮断する行為
>
> ③ 保湿：皮膚表面に不足している水分を何らかの方法で補う行為
>
> ④ 水分除去：皮膚表面に過剰に存在している水分を何らかの方法で除去する行為

　これらを遂行することは，簡単なようでとても難しく，奥

深い医療行為である．

①洗浄

　皮膚表面に存在する異物を除去するために，日常的に最も用いられる行為が，洗浄剤による汚れの除去である．事実，私たちは毎日入浴して保清に努めており，その面倒さは「垢で死んだ者は無し」ということわざに現れている．

　しかし，皮膚が乾燥傾向を呈する高齢者は，誰に教えられるでもなく皮脂を過剰に失わないために入浴回数をわざと減じている．仮に，これにより乾燥が改善するのであれば，"あえて入浴しない"ということがスキンケアになり，これが正しい行為か否かは，きわめて科学的に検証されなければならない．

　皮膚疾患では，脂漏性湿疹患者で頭皮から鱗屑が多数脱落し，いわゆる「フケ症」とよばれる状態になる(p.64参照)．この予防的ケアとしては洗浄が重要であるが，これだけで改善する患者は少ない．このような場合は抗真菌薬を外用するが，これは治療であり紛れもない医療行為であるため，「スキンケア」とよぶにはいささかなじまないかもしれない．

　しかし，現在は抗真菌薬入りの洗浄剤が広く市販され，処方箋がなくても手軽に購入できる現状から考えると，このような洗浄剤を使用することは立派な「スキンケア」であり，"治療"と"ケア"の境界線はきわめて難しいものなのである．"治療"と"ケア"はあくまで連続したものであり，境界を設ける自体が無意味と考える向きもあろう．

②被覆

　代表的なものは紫外線防御であり，最も有効な手段はサンスクリーンを使用することである．正しいサンスクリーン選択法は看護師によりずいぶん広まり，「健常人においては，決してSPF値が高いものを使用しなくてもよい」という認識が高まった感があるが，皮膚疾患の中には紫外線によるDNA傷害修復機能がきわめて低下する疾患(色素性乾皮症)があり，この場合には決してその常識は当てはまらない．

　さらに，その軽症患者にはどう指導するのか？　まさに遺伝性皮膚疾患である色素性乾皮症を熟知していなければ，うかつな遮光指導はできないのである．

　また，例えば日光蕁麻疹は比較的まれな皮膚疾患であるが，

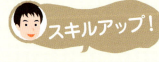

色素性乾皮症

　色素性乾皮症（xeroderma pigmentosum：XP）は常染色体劣性形式で遺伝する遺伝性光線過敏性疾患である．病態発症メカニズムは紫外線性DNA損傷能修復の先天性欠損のため，皮膚は紫外線に対するバリア機能がきわめて脆弱であり，紫外線暴露により，重篤な光線過敏症状や雀卵斑様の色素異常の多発，若年齢より基底細胞癌や有棘細胞癌などの皮膚癌が出現，多発する．

　本症は過半数の症例で原因不明の進行性脳・神経変性症状を伴う．根治的治療法はなく，強力な遮光を行うことが求められる．

筆者は同症の患者に予防的なサンスクリーン使用を指導する看護師を目撃した．熱心な患者指導は尊いものであるが，残念ながら日光蕁麻疹の作用波長が可視光線の場合，実はサンスクリーンはほとんど効果がない．

現在のサンスクリーンは紫外線カットが目的であり，ある意味ナンセンスな指導である．確かな知識の裏付けのない患者指導は厳に慎むべきであろう．

③保湿

スキンケアでは，最も一般的で強調される行為である．乾燥肌は皮膚バリア機能低下に直結するため，アトピー性皮膚炎患者や高齢者では，適切に皮膚の水分量を補うことは大変重要な行為であることは論を俟たない．

しかし，やみくもに保湿を促すべきではなく，その時点の皮膚の状態をアセスメントし，適切に行う必要がある．

アトピー性皮膚炎を患った小児の顔面皮疹が悪化し，母親は友人の看護師に相談した．看護師は保湿薬の塗布回数の増加を指導し，副腎皮質ステロイド外用薬の使用を厳禁としたうえで，その副作用をまるで親鸞の如く説いた．

しかし，患児は一向に改善せず，たまりかねた母親が短期間でも副腎皮質ステロイド外用薬で治療しようと皮膚科を受診させた．

皮膚科医がこの患児を一目診たところ，悪化していた理由は「カポジ水痘様発疹症」という単純ヘルペスウイルス感染症であった……など，「とにかく保湿神話」の失敗談には枚挙に暇がない．

④水分除去

失禁患者において，オムツ部の浸軟対策は大きな課題である．この場合の水分除去は洗浄などにも密接に関係するため，看護師の果たす役割が大きい．

浸軟対策として，皮膚被膜剤や撥水剤などを使用するが，それでも制御できない場合には副腎皮質ステロイド外用薬を使用する．しかし，滲出液の多い皮疹部にカンジダが存在する場合，副腎皮質ステロイド外用薬の使用は皮膚症状をかえって悪化させてしまう．

著者の外来を訪れたカンジダによる乳児寄生菌性紅斑患児が，受診前に副腎皮質ステロイドクリームを使用していた．

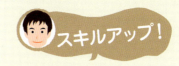

スキルアップ！

カポジ水痘様発疹

アトピー性皮膚炎患者など，皮膚バリア機能が低下している患者において，単純ヘルペスウイルスが皮膚表面に感染し播種する状態（図1-1，2）である．

通常，健常人にはまれであり，本疾患を知らなければ原疾患の増悪として治療されてしまう．逆に適切なスキンケアを行うことが，発症予防となるが，当然単に保湿剤を塗るだけでなく，副腎皮質ステロイド外用薬や免疫抑制外用薬などを適切に使用し，疾患活動性をコントロールしなければならない．

図1-1　カポジ水痘様発疹

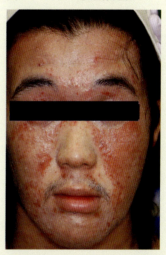

図1-2

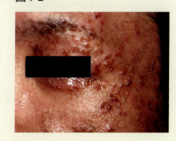

不思議に思い理由を聞いてみると，とある地域で有名な皮膚排泄ケア認定看護師が「この薬がよい」といって内緒でくれたと聞き，唖然としたことがあった．ここに彼女の本名を記したいくらいである！

医療従事者は曖昧な知識で誤魔化すのではなく，日頃から正しい診断をつけ，絶えず軌道修正を行う姿勢が求められる．

スキンケアでは己を知ろう！！

これまでの解説で，著者は看護師のスキンケアを否定しているがごときに誤解されるかもしれない．しかし，断じてお断りするが，著者はむしろどんどん看護師にプロとしての正しいスキンケアを実践していただきたいと考えている人間である（第一，そのような考え方がなければ，かような本を書かないであろう！）．

医療従事者として，患者に喜ばれるスキンケアを行うコツは，自らがどのような患者に接し，いかなるスキンケアが求められているのかを知ることである．そして，自らがどの分野を得意とし，どのレベルまでスキルが達成しているのかを知ることで，手を出してはいけない限界を自覚することが重要である．

たとえば，ストーマケアを得意とする看護師は，その分野では卓越したスキルを発揮できるが，スキンケアだからといって，先天性表皮水疱症（せんてんせいひょうひすいほうしょう）患者のスキンケアを行うには相当レベルの知識を習得しなければならない．

自らが熟知した質の高いスキンケアのスキルは，どんどん実践することで患者貢献をすべきである．

ムダ知識!!

偉そうなことを書いている著者であるが，実は最近まで化粧の知識など皆無であった．そもそも化粧など，オッサンの域に達した著者には無縁の存在であり，左様なものは女性の先生や化粧品会社の方に任せておけばよいのだと思っていた．

そんな中，某テレビ局の情報番組に出演することとなり，ノコノコとスタジオに出かけて行った．恐るべきことに，放送局にはメイク室なんぞがあり，打ち合わせもそこそこに鏡の前に座らされ，メイクさんが手早くメイクを始めた．

訳のわからぬうちにファンデーション数種を塗られ，日ごろ使用しない整髪料なんぞをつけられてしまった．憮然として本番に臨むと司会のタレントが「さすがは皮膚科の先生．肌がきれいですね！ スキンケアばっちりですね！」なんぞというので「いえ，局のメイクさんのお蔭です！」なんぞと答えたところ，ディレクターからNGをくらってしまった．

テレビとは虚像の塊である．信じてはならぬ．

項目 No.2 ナースのニーズ No.2 だけじゃない！驚きの皮膚の生理機能

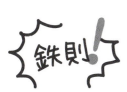

鉄則！ 最大で多彩な働き ヒトの肌

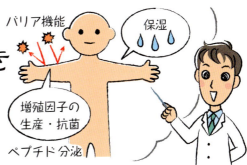

3 bare essentials

1. 皮膚は，バリア機能以外にも，体温調節，知覚，分泌など多彩な作用をもつ．

2. バリア機能には皮膚の物理学的，化学的，免疫学的バリアが重要である．

3. 今日，皮膚はヒト最大の臓器と認識されている．

驚きの多彩な皮膚生理機能

スキンケアは，皮膚の生理機能を良好に維持する，あるいは向上させるために行うケアである以上，皮膚の生理機能の正しい理解はスキンケアにおいて必須である．本項では，スキンケアを行う看護師にとって最低限理解していただきたい事項を記す．

そもそも皮膚はヒトの最外層をくまなく覆い，体液の喪失を防ぎ，内臓を守っている．しかし，近年の基礎皮膚科学の発達により，皮膚は増殖因子の産生や抗菌ペプチドの分泌など多彩な作用をもつことが明らかになってきた．

つまり皮膚は，外界との遮断としてのバリア以外にもさまざまな重要な機能を有し，今日ではヒトの最大臓器として認識されている．

主な機能を以下に記載する．

①バリア（外界からの遮断・保護）作用

皮膚は外界からの異物や紫外線の侵入を防ぐとともに，体液成分の喪失を防ぐ．皮膚表面は皮脂膜により弱酸性に保たれており，細菌，真菌の侵入を防ぐ．また，皮下脂肪組織は，外力に対しクッションの役割を果たすほか，エネルギーの貯蔵庫としての働きをもつ．

紫外線防御を含む皮膚のバリア機能には，大きく分けて以下の3要素がある．この3要素は重要性が高いので，別項に

て詳しく解説する．

皮膚バリア機能の3要素

要素1　物理的バリア：角層やタイトジャンクションなど主に表皮の構造

要素2　化学的バリア：抗菌ペプチドやリゾチームなど

要素3　免疫学的バリア：樹状細胞や炎症細胞など

②体温調節作用

体温の調節機能の中枢は，視床下部に存在する「体温調節中枢」である．体温調節中枢には，ヒトの体温を一定に保つ機能があり，通常体温は37℃前後に維持されている．なお，この温度は体内において各種蛋白が十分に働くことができる温度であるとされる．

体温を一定に保つためには，血管や骨格筋の収縮および弛緩とともに，汗腺の活動を活発化することにより熱を逃がすことなどによって行われる．

③知覚作用

ヒトは皮膚を通して温覚や痛覚，触覚，および瘙痒（そうよう）などを感ずることができる．皮膚感覚の情報は，皮膚の真皮に存在する自由神経終末やマイスネル小体，パチニ小体などの終末小体より末梢神経により運ばれ，脊髄内に入り脳に向かい，知覚として認識される．

④分泌作用

エクリン発汗，アポクリン発汗，および脂腺から脂成分を分泌する．

エクリン発汗：いわゆる汗を産生．1日平均700〜900mLの発汗がある．発汗は，アセチルコリン支配による．エクリン汗腺は，分泌部と汗管に分かれる．汗管は直接表皮に開口する．分泌部は管腔側の暗調細胞（dark cell）と基底側の明調細胞（clear cell）に分かれる．前駆汗が作られ，汗管でナトリウムや塩素の再吸収が行われ，最終汗が産生される．

アポクリン発汗：いわゆるフェロモン！　哺乳類の芳香腺が退化したもの．アポクリン汗腺は，腋窩，乳輪，外陰部，肛囲に存在する．発汗はアドレナリン支配による．脂腺は，

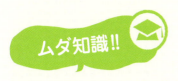

皮膚呼吸

皮膚呼吸に関して，それができなくなると死んでしまうと本気で心配する患者は少なくなく，皮膚呼吸ができなくなるとヒトは死ぬという都市伝説が存在しているものの，全くの誤りであり，この説は有名な映画「007 ゴールドフィンガー」の中で，全身に金粉を塗布され死ぬ女性が出てきたことが主要因とされるものの，何と我が国ではそれより前に，谷崎潤一郎が全身に金箔を塗布したため死ぬ男を登場させており，我が国の文学が世界に通用するものであったことを垣間見る思いである．（谷崎潤一郎風にあえて一文にしてみました……）

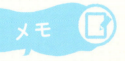

皮膚の柔軟性

皮膚の機能はわれわれを外界から保護することである．しかし，これには皮膚の柔軟性があることも大きい．

真皮および皮下脂肪組織がクッションとして働き，機械的外力に抗する．褥瘡のリスクとしてるい瘦があるが，ある程度，脂肪組織があるほうがクッションの役割により，骨突出部でも褥瘡ができにくくなる．

また，座位での90°ルールが褥瘡予防によいとされているのは，殿部付近の解剖学的特徴によるものである．

分泌部と汗管に分かれ，汗管は毛包の脂腺開口部の上方に開口する．分泌部は1種類の腺細胞が単層上皮のように配列し，特徴的な断頭分泌がみられる．

汗は無臭！　その後，糖蛋白や脂腺が分解され，臭気を帯びるようになる．

<u>脂腺</u>：被髪頭部，顔面（鼻翼や鼻唇溝など），胸骨部，腋窩，臍囲，外陰部にとくに多い（脂漏部位）．脂腺は，毛包上部に開口するが，口唇，頬粘膜，乳輪，腟，陰唇，亀頭，包皮内板などに一部直接表皮に開口する独立脂腺があり，眼瞼のマイボーム腺もこれに相当する．

女性は10〜20代，男性は30〜40代にピークあり．女性は副腎アンドロゲン，男性はテストステロンにより調節される．毛包内に分泌された脂は表面の皮脂膜の主成分になる．

⑤ 産生作用

コレステロールやビタミンD_3を生合成する．なお，ビタミンD_3の生合成においては紫外線が関与するため，日光浴を推進する考えも存在する．しかし，ビタミンD_3生合成のためには，屋外で15分程度の日光浴でよいため，過度な紫外線照射は色素沈着や皮膚癌を考慮すると避けるべきであろう．

⑥ 免疫作用

各種サイトカインを分泌する．表皮細胞からは，インターロイキン（IL）-8なども産生され，その結果，好中球などの炎症細胞が表皮内に誘導される．

皮膚は炎症反応の場でもあり，各種アレルギー反応において表皮および真皮を主座に炎症が惹起される．

⑦ 吸収作用

低分子の物質は細胞内および細胞間隙を通じて吸収されるほか，毛包脂腺系を通じた吸収経路がある．外用薬の吸収もこの作用を利用しており，皮膚は最大でもせいぜい分子量1,000程度の低分子しか通過させないため，外用薬に含まれる配合剤はきわめて低分子のものである．

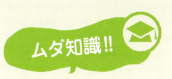

皮膚は見た目？

皮膚は，外見を左右するのでヒトの評価を左右する．恋愛は勿論，憎悪の対象ともなる．人間とは勝手なもので，たとえ人柄が最悪であってもミスユニバースなどにノミネートされると一躍もてはやされる．これぞ皮膚表現型の賜物なのである．街中では時に，超美人とパッとしない男性のカップルや，その逆を目にするが，これぞ皮膚に騙されずその内面を読み取る力をもった人物であり敬服に値する．もっとも，その手の詐欺もいるので一筋縄にはいかない．

項目 No.3 ナースのニーズ No.3 物理的バリアとしての表皮〜細胞たちの素敵なアンサンブル

鉄則！ 垢すりで バリア壊され 弱い肌

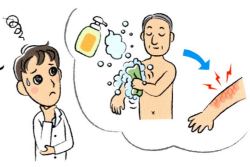

3 bare essentials

1. バリア機能には皮膚，とくに表皮の緻密な解剖学的構造が重要な役割をもつ.

2. 皮脂膜は"目に見えない手袋"であり，顆粒層由来の蛋白は"保湿を担うダム"であると理解する.

3. 表皮はその緻密な構造と，タイトジャンクションの存在により，きわめて低分子の物質しか通過させることができない.

物理的バリアって？

皮膚の生理機能として最も重要であるのはバリア機能であることは既に述べた．なかでも物理的バリアとしての皮膚は，とくに表皮の果たす役割が大きく，この構造を熟知しなければ正しいスキンケアの理解が得られない．

本項では表皮を中心とした皮膚の構造をみることで，物理的バリアを理解する．

①皮膚表面

皮膚表面は平滑ではなく，多数の溝がみられる．この溝を皮溝(ひこう)とよぶ．皮溝は浅いものと深いものが存在し，浅い皮溝で囲まれる領域を皮丘(ひきゅう)とよび，それより大きな範囲で深い皮溝によって囲まれる領域を皮野(ひや)とよぶ(図3-1).

図3-1 皮膚表面

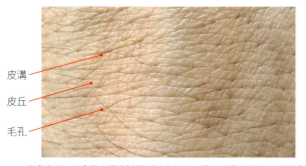

皮膚表面には多数の溝（皮溝）がみられる．浅い皮溝で囲まれる領域を皮丘とよび，深い皮溝で囲まれている領域を皮野とよぶ

また，皮膚表面には毛孔と汗孔が開口している．毛溝は皮溝部に存在し，汗孔は皮丘に開口する．

スキンケアにおいて，毛包炎や汗疹，いわゆるアセモの鑑別に迷う場面もあろうが，毛の有無とともにダーモスコピーやルーペなどで拡大することで，どこにその構造が存在するかをアセスメントするかによって推定することができる．

皮溝の走行は身体各部位により一定方向に決まっており，皮膚紋理とよばれる．有名なのは手掌と足底であり，その特徴的な走行形態は指紋や掌紋として個人の特定に用いられる．

他方，皮膚は真皮レベルにおいても弾性線維の走行が一定方向に決まっており，時にスキンテアなど皮膚に裂傷ができた際，張力の強い長軸方向に楕円形を呈するのはこのためである．

皮膚の組織学

皮膚は表面から順に，表皮，真皮，皮下組織に分かれ，これ以外に毛孔などの附属器が存在する（**図3-2**）．

図3-2　皮膚の構造

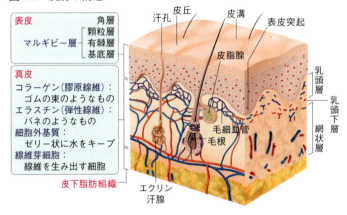

①表皮の構造（図3-3）

表皮は厚さ約0.2mmであり，角化細胞がそのほとんどを占める．表皮はたとえると，ブロック塀を想像するとよい．ブロック塀は頑丈なコンクリート製のブロックどうしがセメントでしっかり固められて外敵から家を守っており，まさに

◆ ダーモスコピー

ダーモスコピーとは，病変部に超音波検査用のジェルを塗布後，ダーモスコープという特殊な拡大鏡をあてて皮膚の状態を調べる検査である．

もっと詳しく!!
『たった20項目で学べる　皮膚疾患』
P.65参照

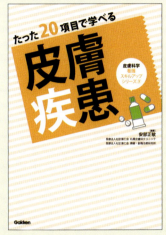

発行：学研メディカル秀潤社
B5判・120ページ
価格：1,900円（税別）

◆ 附属器

毛器官，脂腺，エクリン汗腺，汗腺，アポクリン汗腺，爪

もっと詳しく!!
『たった20項目で学べる　外用療法』
P.35〜36参照

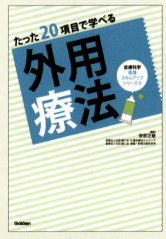

発行：学研メディカル秀潤社
B5判・104ページ
価格：2,100円（税別）

物理学的バリアというにふさわしい．角化細胞は，下から順に基底層，有棘層，顆粒層，角層（角質層）と4種に分けられる．

このうち角層は死んだ細胞であり，表皮の角化細胞はあたかも自らを犠牲にして外敵からわれわれを守ってくれる，けなげな（！）細胞なのであるが，一方，外用薬の侵入も防ぐこととなる．表皮は基底細胞が分裂し，その片方が有棘層，顆粒層，角層を経て脱落するまでを「ターンオーバー時間」とよび，通常45日を要する．

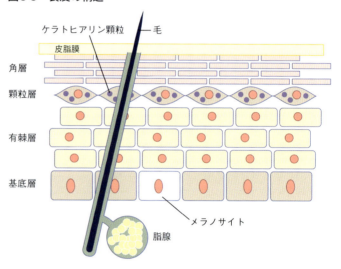

図3-3　表皮の構造

角化細胞は，下から順に「基底層」「有棘層」「顆粒層」「角層」の4層に分けられる

基底層

基底層は縦に長く円柱形を呈する基底細胞からなる．細胞同士はヘミデスモゾームと裂隙接合により結合し，また基底膜と結合するためにヘミデスモゾームを有する．約19日毎に有糸分裂する．

有棘層

有棘層は5〜10層の有棘細胞からなる．有棘層の細胞同士は「細胞間橋」とよばれる構造で繋がっており，棘のように見えるのが名前の由来である．有棘細胞は上層に移動するに従い，次第に扁平となる．

顆粒層

顆粒層は表皮の上層2〜3層である．細胞は扁平となり，

細胞質中に「ケラトヒアリン顆粒」とよばれる好塩基性蛋白が出現する。このケラトヒアリン顆粒が保湿能に密接にかかわっており，スキンケアを考えるうえで非常に重要である。

顆粒細胞は「フィラグリン」という塩基性蛋白を産生する。分子量は約40kDaであり，「ヒスチジンリッチプロテイン」ともよばれる。フィラグリンは前駆体であるプロフィラグリンとして生合成される。プロフィラグリンは，フィラグリンが10〜12個連結した構造をもつ分子量約400kDaの巨大蛋白で，リン酸化を受けて顆粒細胞内のケラトヒアリン顆粒を形成する。

顆粒細胞が角層に移行すると，リン酸化プロフィラグリンは脱リン酸化および加水分解を受けて，フィラグリンに分解される。フィラグリンは，角層内でケラチン線維の線維形成反応を促進する。

他方，フィラグリンは角層細胞が上層へと移行する際，プロテアーゼの作用でアミノ酸にまで分解される。これにより細胞間に放出された角層中の遊離アミノ酸が保湿因子として重要な役割を有し，「天然保湿因子（NMF：natural moisturizing factor）」とよばれる。

a. 天然保湿因子（NMF）

主に角層に存在するヒトの皮膚の保湿成分の総称であり，「自然保湿因子」ともよばれる。セリンやグリシンなどのアミノ酸類，ピロリドンカルボン酸，尿素，ミネラル塩類，有機酸，などの低分子蛋白により構成される。角層中のNMF量が減少すると，角層保湿機能が低下し，ドライスキンをきたす。実際にアトピー性乾皮症や高齢者のドライスキンなどにおいて角層中のアミノ酸含量が低下し，角層水分量が低下することが明らかとなっている。

b. 角層中アミノ酸の組成

フィラグリン由来のアミノ酸は，角層内でさらに代謝される場合がある。グルタミンからは保湿性の高いピロリドンカルボン酸が産生される。また，ヒスチジンからはウロカニン酸，アルギニンからは尿素とオルニチン，アスパラギン酸からはアラニンがそれぞれ生成する。

これらの反応は，表皮角化細胞の異常な増殖により低下する。接触皮膚炎や湿疹病変部では，表皮のターンオーバーが亢進しており，その結果「不全角化」とよばれる，核が残存したままの角化を有する角層では，アミノ酸量およびアミノ

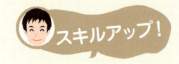

スキルアップ！

バリア機能の重要性を認識するための尋常性魚鱗癬の理解

遺伝性の角化異常疾患である尋常性魚鱗癬は，常染色体半優性遺伝による角化異常症であり，フィラグリン遺伝子異常によりその発現が顕著に低下し，その結果，ケラトヒアリン顆粒の減少や角層中アミノ酸の低下，角層水分量の低下などの異常を示す。

臨床症状としては，胎児のときから皮膚の表面の角層が非常に厚くなり，皮膚のバリア機能が障害される。出生時から新生児期では，全身または広範囲の皮膚が厚い角質で覆われ，いわゆる"サメ肌"のようにみえる（図3-4）。

残念ながら現在のところ，根治療法はなく，それこそスキンケアが重要な疾患である。具体的には，保湿剤やワセリン等の外用による対症療法を行う。重症例では，ビタミンAの誘導体であるレチノイド全身投与療法を行うこともある。

その他のケアとして，皮膚表面は厚い角層で覆われるため，発汗障害により高体温になりやすい。夏季には体温上昇に注意が必要であり，室温や衣服のこまめな調節が重要である。つまり本症の本質は，皮膚バリア不全であり，この事実を理解することで，物理的バリアの重要性が理解できるのである。皮膚科学からみる"スキンケア"は奥深いのだ！

図3-4 魚鱗癬の臨床所見

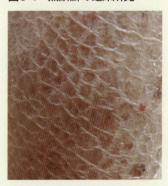

変換率が低下し，バリア機能においてより脆弱な皮膚となる．

c. タイトジャンクション

タイトジャンクションとは，細胞に網目をなして存在する細い糸のようなものである．隣接する細胞にある同様の細い糸と接触することで，隣り合った細胞どうしを強固に接着する構造をとる（**図3-5**）．具体的には細胞膜の脂質二重層の外側どうしを，クローディンやオクルディンなどの膜内蛋白によって密着させることで，細胞間の隙間を塞ぐ構造体である．

現在，表皮においてタイトジャンクションは顆粒層に存在するとされている．タイトジャンクションは，表皮細胞間隙において体液や物質の通過を防ぐように，細胞間隙バリアを形成する．

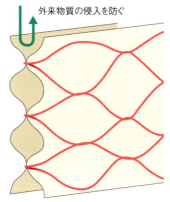

図3-5 タイトジャンクション

細胞どうしの結合は，膜貫通結合蛋白により構成される網目状構造物によって形成される

角層

角層は人体の最外層の細胞で，既に細胞核は自己消化された死細胞である．厚さは約0.02mmであるとされ，ちょうど膨らませた風船と同じ厚さである．風船は低分子物質を通過させる結果しぼんでしまうが，同様に角層はきわめて低分子物質のみを通過させることができる．

角層は，約10層からなるが細胞自体は膜様となり，その最外層がいわゆる「垢」である．角層では通常より厚い細胞膜が観察され，その内側には「周辺体」とよばれる裏打ち構造がある．この構造は物理化学的刺激に対して非常に安定しており，細胞膜を補強し強いバリア機能に貢献している．

a. 周辺帯

周辺帯は，角質細胞の細胞膜を裏打ちしているきわめて強靭で巨大な不溶性構造物である．有棘細胞が次第に顆粒細

へ移行する際に作られるインボルクリンや顆粒細胞でつくられるロリクリンにより作られており，非常に強固な構造を有している．

b.角層細胞間脂質

角層細胞間脂質は，角層の細胞成分の間隙をびっしりと埋めるように存在し，保湿能を司る(図3-6)．

細胞間脂質は多い順にセラミド(50%)，脂肪酸(20%)，コレステロールエステル(15%)，コレステロール(10%)，糖脂質(5%)で構成される．

これらの脂質蛋白は親水性の部分と親油性の部分を繰り返すような構造をしており，「ラメラ構造(ラメラストラクチャー＝液晶構造)」とよばれる(ちょうどミルフィーユを想像するとよい)．その結果，角質蛋白の接着とともに，多量の水を保持する機能を有する．

なお，細胞間脂質は顆粒細胞から分泌されることは先に述べたが，セラミドは顆粒細胞の細胞質内に豊富に存在する層板顆粒から，遊離脂肪酸は細胞膜から分泌される．

図3-6 角層細胞間脂質

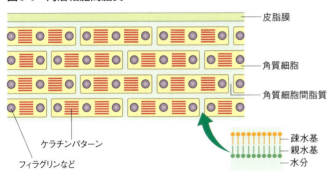

細胞間の角質細胞間脂質は，バリア機能を司る

c.セラミド

セラミドはスフィンゴ脂質の合成・代謝における中心的脂質であり，生物学的には細胞の生死などの細胞応答を制御するシグナル伝達分子として機能する．

しかし，よく知られた機能は保湿能であり，現在は多数の市販の保湿薬や化粧品に含有されている．スフィンゴ脂質とはスフィンゴ塩基から構成される脂質群の総称である．スフィンゴシン，セラミド，スフィンゴ糖脂質，スフィンゴシン1-リン酸，セラミド1-リン酸やスフィンゴミエリンなどがある．

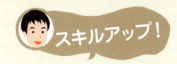

スキルアップ！

科学的スキンケアとヒルドイド

ナースからいただく質問に「なぜ保湿剤としてヒルドイドを推奨するのか？」「ジェネリック医薬品ではだめなのか？」「市販品でも同様の製品があるがダメなのか？」など，ヒルドイドに関する疑問は多い．

筆者はとくに販売会社の社員でも何でもないが，確かにヒルドイドを推奨する立場をとる．これは，大げさにいえば「スキンケアはきわめて科学的に行うべきである」との信念があるからである．

ヒルドイドは動物実験レベルではあるが，表皮において角層水分量の減少抑制や遊離アミノ酸量の回復[1]に加え，角質細胞間脂質のラメラ構造の回復促進と二次結合水の増加[2]が明らかになっているからである．ならば，同様の薬剤でも……とならないところが科学の良識なのであろう．

医学は科学である．目の前の患者には，科学的根拠をもつスキンケアを実践するのがなにより医療従事者の責務であろう(たまにはまじめなことも書くのだ……)．

参考文献
1) 石井律子ほか：西日本皮膚, 69(1)：51〜56, 2007.
2) 土肥孝彰ほか：西日本皮膚, 69(1)：44〜50, 2007.

セラミドにも種類があり，現在ヒトでは7種類と報告されている．中でもセラミド2は保湿能に重要な役割を有する．

d. 皮脂膜

皮脂膜は脂腺由来のトリグリセライドや，細胞膜由来のコレステロールエステルなどが主成分であり，外界からの遮断作用を発揮する．

具体的には脂腺などで産生されたワックスエステルやトリグリセリド，脂肪酸などが脂腺開口部より毛包を経て表皮に達すると，汗など表皮に存在する水分と乳化することにより，表皮をコーティングする．このため，皮膚表面はpHが4〜6の弱酸性となる．

この皮脂膜により，有害物質や感染源の内部への侵入を防止する．また，皮膚表面からの水分の蒸散を防ぎ，保湿にも深く関与する．いってみれば，われわれの"眼に見えない手袋"であるといえる．医療従事者や美容師など手荒れに悩む患者は多いが，その要因の1つとして，手掌足底には毛包脂腺系が存在しないことも大きな要因と考えられる．

表皮にはこの他，メラノサイト，ランゲルハンス細胞，α樹状細胞，メルケル細胞が存在する．

メラノサイトは基底層に存在し，メラニンを産生することで紫外線を防御して皮膚癌の発生を防ぐ．概ね基底細胞10個につき1個の割合で存在し，数と分布に人種差はない．

ランゲルハンス細胞は骨髄由来で免疫を担当する細胞であり，有棘層の中層から上層に存在する．

α樹状細胞はランゲルハンス細胞に類似する細胞であるが，由来と機能は未だ不明である．

メルケル細胞は，基底層に存在し触覚を司る．

②表皮真皮接合部の構造（図3-7）

表皮は，基底層側からラミリン5やフィブロネクチンからなる透明帯，IV型コラーゲンなどからなる基底板，VII型コラーゲンからなる係留線維などにより真皮と接合している．

図3-7 表皮真皮接合部の構造

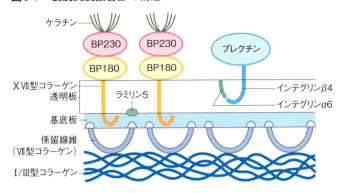

ムダ知識!!

イヌの皮膚

イヌの皮膚は当然人間のそれとは異なる．中でも表皮はヒトの約半分の厚さであり，バリア機能に対しては脆弱であるといえる．

しかし，イヌがスキンケアを行わないのは，イヌ自身そんなお金を持ち合わせていないのと，イヌは全身豊富な毛により物理学的に守られるからである．

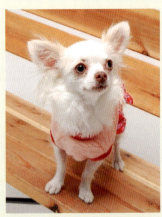

著者の愛犬"ウィン"．時にシャンプーとリンスを行う．スキンケア万全のチワワ

③真皮の構造（図3-8）

真皮は膠原線維（コラーゲン）を多量に含む厚い組織であり，表皮の約40倍の厚さにまで達する．「シワ」は真皮の変化が原因であり，女性にとっては若々しくあるためにもケアしたい部分である．

真皮は乳頭層，乳頭下層，網状層に分けられる．乳頭層は表皮との間に食い込んでいる部分（表皮が延長している部分を「表皮突起」とよぶ）で，毛細血管や知覚神経終末が存在する．その直下を乳頭下層とよび，ここまでは比較的線維成分が少ない．その下から皮下脂肪組織までを網状層とよぶ．真皮の大部分を占めており，線維成分が多い．

図3-8 真皮の構造

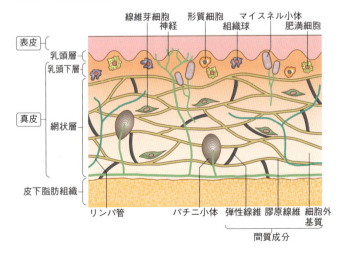

④附属器

これ以外の毛包脂腺系と汗腺，爪などを合わせて附属器とよぶ．

項目 No.4 ナースのニーズ No.4

皮膚癌を懸命に防ぐ！物理的バリアとしての紫外線防御

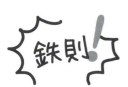

鉄則！ シミつくり ガンと戦ふ 我が表皮

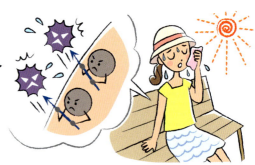

3 bare essentials

1. 光は連続波長であり，なかでも紫外線はその波長の違いからUVA，UVB，UVCに分かれる．

2. 光は波長が短くなるほどエネルギーが高くなるが，UVCは地表まで届かない．

3. 紫外線防御はサンスクリーンを用いるが，SPFやPAの値が高ければよいという訳ではない．

紫外線って？

　太陽から降り注ぐ光は，連続波長からなり（図4-1），その波長によって光学特性やヒトに与える影響も異なる．われわれの視力でさまざまなものを見ることができるのは，波長域380〜780nm（ナノメーター）の光が直接視感覚を起こすことが可能であるからである．

　紫外線はそれより波長が短く，赤外線は波長が長いものを指す．一般に波長が短い程エネルギーは高く，生物学的毒性が高くなる．皮膚のスキンケアにおいて重要な光は，皮膚障害性作用が強い紫外線である．

　紫外線はその波長によりUVA波，UVB波，UVC波の3種類に分けられ，長波長があれば表皮の奥にある真皮まで到達する．

図4-1　紫外線療法の種類

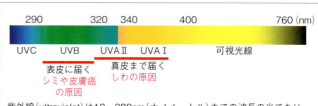

紫外線（ultraviolet）は10〜380nm（ナノメートル）までの波長の光であり，それより長い波長のものは可視光線である．波長が短いほうからUVC（10〜290nm），UVB（290〜320nm），UVA（320〜380nm）に分ける．UVAをさらにUVA I（340〜380nm），UVA II（320〜340nm）に分ける場合もある．これらのうち，UVCはオゾン層で吸収され，地表には届かない

①UVA（波長320〜380nmの紫外線）

　長波長であるUVAは，さらに長波長側340〜380nmのUVA1と短波長側320〜340nmのUVA2に分けられる．このうち，UVA1は医療現場においてはアトピー性皮膚炎や皮膚リンパ腫などの治療に用いられる．

　UVAは波長が長いため，皮膚においてはより深層まで届く．また，雲なども容易に通過するため，晴天の日のみ防御すればよいというものではない．

②UVB（波長290〜320nmの紫外線）

　UVAに比較し，より短波長のUVBは，表皮細胞のDNAや細胞膜を破壊することで，皮膚に炎症を惹起する．

　これにより皮膚が赤くなる（サンバーン），メラニン色素が誘導され褐色になる（サンタン）などの変化を惹起する．さらに，長期的にUVB曝露を繰り返すことで，発癌をきたす．

スキルアップコラム

メラニン産生

　紫外線エネルギーを吸収し，表皮基底細胞のDNA傷害を極力避けるため，基底層に存在するメラノサイトはメラニンを産生する．メラニンはチロシンからチロシナーゼとよばれる酵素の働きをもって合成される．

　生成経路の概略は，チロシン→ドーパ→ドーパキノン→ドーパクロム→メラニンであるが，この反応を抑制するものが美白剤として用いられている（図4-2）．メラニンは表皮基底細胞において，核の上方に集まることで有害な紫外線を吸収して核内のDNA，すなわち遺伝情報を保護することで癌化を阻止する．

　この現象は，あたかも核がメラニンをかぶっているようにみえるため「メラニンキャップ」とよばれる（図4-3）．われわれ生体が有する究極のスキンケアであるといってよい．

図4-2　美白剤

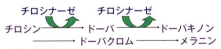

ハイドロキノン	チロシン→ドーパ→ドーパキノンを抑制．最も強い美白作用．
コウジ酸	酒造りの職人の手が，コウジにより白くなったことから発見された美白剤．チロシン→ドーパ→ドーパキノンを抑制．
ビタミンC	ドーパキノンをドーパに戻す．皮膚からの吸収は悪く，不安定な物質．
プラセンタエキス	ドーパクロムの生成を阻害．また新陳代謝を促進する効果もあるので美白効果がある．
アルブチン	コケモモなどの葉に含まれる．ハイドロキノンのグルコース配糖体．
甘草エキス	甘草からの抽出液でチロシン→ドーパ→ドーパキノンを抑制．

図4-3　メラニンキャップ

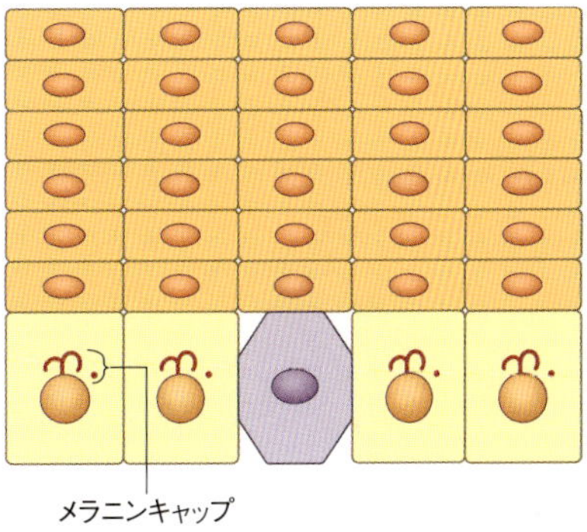

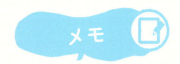

スキンタイプの評価法

色黒の人や，いわゆるシミは女性にとって大敵のように思われるが，実は皮膚癌予防に対しては有利な反応である．色白の方は，美白としてもてはやされるが，皮膚癌になるリスクを伴うのである．

国際的には紫外線による皮膚変化をスキンタイプとして評価するが，日本人の簡便なスキンタイプ評価法は以下の通りである．

簡便な日本人のスキンタイプ評価法
Ⅰ：赤くなりやすく，黒くなりにくい
Ⅱ：そこそこ赤くなり，そこそこ黒くなる
Ⅲ：赤くならず，黒くなりやすい

スキンタイプⅠの人は，Ⅲの人に比べると，紫外線によるDNAの損傷が3〜5倍多い．

③UVC（波長10〜290nmの紫外線）

UVBよりもさらに強力な紫外線であり，殺菌などにも用いられる．通常，オゾン層で吸収されるため地表には届かない．以前フロンガス等によるオゾン層破壊により多大なる影響が出てくる懸念により，フロンガスが全廃されたが，その努力の甲斐もあり，現在ではオゾン層は回復してきている．

紫外線が多い季節は，「夏」というイメージであるが，実は紫外線が一番多い季節は夏至近くの6月前後である．また，1日のうちで紫外線がとくに多い時間帯は午前10時から午後2時である．しかし，これは地域により多少の差があり，たとえば北海道札幌市では30分前後前倒しとなり，逆に沖縄では30分後にピークが訪れる．

紫外線の皮膚に対する影響

紫外線は，すべてが皮膚に吸収されるわけではない．表皮においては，角層，顆粒層，有棘層，基底層それぞれの部位において反射される紫外線，散乱する紫外線，そして吸収される紫外線が存在する（図4-4）．

図4-4　紫外線の皮膚に対する影響

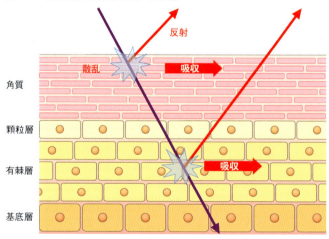

表皮においては，角層，顆粒層，有棘層，基底層それぞれで反射，散乱，吸収する紫外線が存在する

吸収された紫外線のエネルギーにより，表皮細胞からはさまざまな増殖因子が放出され，免疫抑制や炎症惹起などの生物学的作用を及ぼす（**図4-5**）．

これら紫外線の皮膚への直接作用と免疫担当細胞に対する作用の主なものを**表4-1**，**2**に記す．

図 4-5 紫外線による生物学的影響

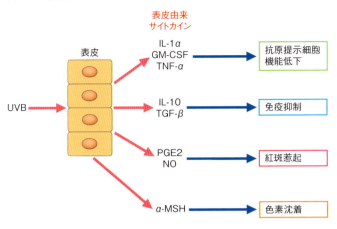

表皮細胞からさまざまな増殖因子が放出され，免疫抑制や炎症惹起などの生物学的作用を及ぼす

表 4-1 皮膚への作用

- DNA合成阻害
- 細胞周期抑制
- 細胞膜機能の正常化
- コラーゲンの変性
- 血管壁の肥厚
- プロテオグリカンの増加
- 弾性線維の増加や不規則な斑状沈着

表 4-2 免疫担当細胞への作用

- 表皮ランゲルハンス細胞：抗原提示能抑制
- T細胞：細胞傷害，幼若化反応抑制
- 白血球：遊走能抑制
- 起炎性サイトカイン産生抑制
- 細胞接着因子発現抑制
- ヒスタミン遊離抑制

これらの作用は決してマイナスだけではなく，皮膚科診療においては紫外線療法という治療として応用される．

紫外線による光老化

紫外線が真皮におよぼす変化の代表的なものに「光老化（photo-ageing）」とよばれるメカニズムがある．

光老化ではコラーゲンの変性，血管壁の肥厚，プロテオグリカンの増加や弾性線維の増加，不規則な斑状沈着，軽度の血管周囲性の炎症細胞浸潤がみられる．弾性線維の変化は光老化に特異的な変化であり，「日光弾性線維症（solor elastosis）」とよばれる．日光弾性線維症はUVBで強力に誘

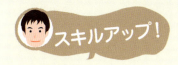

紫外線療法とは

紫外線療法は本書読者も馴染みがない治療法ではなかろうか．そもそも，紫外線療法の社会においてどう認識されるのか，試しにデジタル大辞泉を紐解いてみると『紫外線を照射して病気を治療する方法．紫外線による殺菌作用，ビタミンDの生成作用などを利用する．くる病・骨関節結核などに用いられる．』と記載されており，皮膚疾患には言及されていない．

実際，著者の私見であるが，紫外線療法を知る患者はごく少なく，近年日焼けの功罪が一般市民に広く知られるようになり，発癌を懸念する患者も少なくない．紫外線療法はその生物学を十分理解し，うまく用いれば有力な治療手段となるのであるが，その前提として安全性が担保されたものでなくてはならない．

よく知られた事実であるが，古代ギリシャにおいて太陽光が疾病の治療に応用されており，紫外線療法は医学史において最も歴史のある治療法であるといえる．また，アオウミガメなど動物も日光浴により健康を維持する事実が明らかとなっている．その後，技術の進歩により，紫外線療法は人工光源による診療室での照射が可能となった．さらに機器の進歩により，より有害な紫外線波長がカットされ大きく進化した治療となった．

現在の皮膚科診療においては，難治性皮膚疾患に対する有力な治療手段であり，乾癬，類乾癬，掌蹠膿疱症，菌状息肉症，悪性リンパ腫，慢性苔癬状粃糠疹，尋常性白斑，アトピー性皮膚炎の8疾患に保険適用がある．紫外線照射器も最近ではずいぶんと小型化され，クリニックレベルでも設置が容易となった．

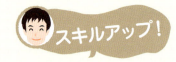

エキシマライト

近年注目を集めている紫外線療法である．エキシマとはExcited Dimerの略称であり，特性として，強い紫外領域のレーザーが得られる．その機序は，キセノンと塩素ガスを放電させると，それらが元に戻ろうとするときに308 nmの紫外線を発生させることを応用したものである．

尋常性乾癬，尋常性白斑，掌蹠膿疱症やアトピー性皮膚炎などに有用である．また，円形脱毛症にも効果があるが，現在わが国では保険適用はない．

エキシマライトの特徴としてターゲット型照射機であるため，比較的小型の皮疹などにも使いやすい．わが国では3社が照射機を販売しており，使用方法や使用感もさまざまである．機器を複数揃えた場合，皮疹の大きさに応じて使い分けも可能である．

写真はウシオ電機のセラビームUV308 mini（図4-6-1）．非常にコンパクトで皮疹に応じた照射が可能である．また，国内メーカー製なので，ディスプレイが日本語表記のためわかりやすい（図4-6-2）．

図4-6-1　セラビームUV308 mini

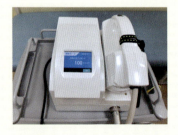

図4-6-2

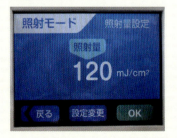

導されるが，多量のUVAでも誘導可能である．

UVAはUVBに比較しエネルギーは低いものの太陽光線に多量に含まれ，真皮深層まで達することで線維芽細胞に作用する．弾性線維の構成成分であるエラスチンは，線維芽細胞の産生するトロポエラスチンがクロスリンクすることで形成され，紫外線照射により産生量が亢進する．

これは，紫外線障害に対する代償的産生と考えられており，結果として不規則な塊状沈着としてエラスチカファンギーソン染色で観察できる．ここには，エラスチン以外にもフィブリリン，バーシカンや接着分子であるフィブロネクチンが含まれる．

この現象は高齢者の露光部から採取した病理標本で，真皮乳頭層から網状層にかけて淡く好塩基性に染まる線維塊として容易に観察できる（図4-7）．

図4-7　日光弾性線維症の病理標本

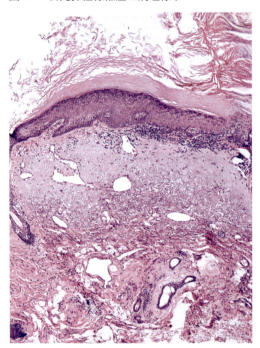

真皮乳頭層から網状層にかけて淡く好塩基性に染まる線維塊として容易に観察できる

①光老化の臨床像

項部菱形皮膚（cutis rhomboidalis nuchae）（図4-8）

屋外労働者など，紫外線曝露歴の多い高齢者の項部に，皺襞(へきしゅこう)斜交する粗大な菱形皮野を形成する症状である．

図4-8　項部菱形皮膚（cutis rhomboidalis nuchae）

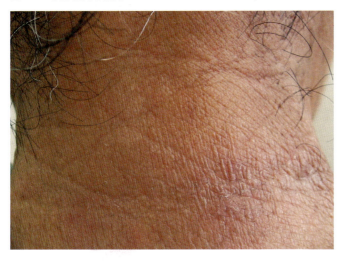

Favre-Racouchot症候群（図4-9）

また，紫外線は酸素存在下での光動力学的反応により細胞内外で活性酸素を発生させる．活性酸素は細胞膜の脂質を酸化して細胞レベルの老化をもたらすが，それと同時に真皮においてもコラーゲンの減少，エラスチンの増加と変性，グリコサミノグリカンの増加をもたらし，シワの形成が一層進むこととなる．目周囲の深いシワと毛孔の開大による黒色面皰(こくしょくめんぽう)がみられる状態を，Favre-Racouchot(ファブレー ラコウシャット)症候群とよぶ．

図4-9　Favre-Racouchot症候群

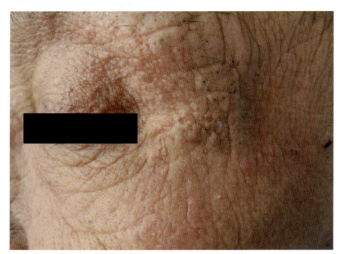

②サンスクリーン剤の上手な使い方

紫外線防御には，サンスクリーン剤をうまく使用することが重要である．サンスクリーン剤には「SPF」と「PA」という指標が表示されている．

SPFとは「UVBをどれだけカットできるかの指標」であり，最小紅斑量という紅斑を誘起するために要する最小の光線照射量を基準として，サンスクリーン剤未塗布部と塗布部の比から求めたものである．現在，わが国ではSPFは最高50までしか表示できない．SPFは概ね20〜30程度で十分であるとされる．

PAとは「UVAカットの指標」である．紫外線照射直後からメラニンの酸化で起こる即時型黒化反応を指標として検定したものである．＋，＋＋，＋＋＋，＋＋＋＋と表示され，＋＋＋程度で十分である．

サンスクリーン剤の上手な使用法は，自分の皮膚や嗜好に合った製品を選択し，こまめに塗り直すことである．また，活性酸素対策としては，ビタミンC，ビタミンE，βカロチン，ポリフェノール類を摂取するとよい．

サンスクリーン剤には，吸収剤（有機成分）と散乱剤（無機成分）からなる2種類がある．このうち吸収剤は，ある化学物質が紫外線エネルギーを吸収して他の物質に変換することを利用したものである．このため，時に吸収剤は接触皮膚炎を惹起することがあり，散乱剤のほうが安全性は高い．

この他，紫外線防御を行うためには，サングラスの着用，つばが7センチ以上の帽子や日傘の着用，長袖で白色調の衣服の着用，手袋の着用など，某大手ビジネスホテルチェーンの女社長のような恰好をすればよい．

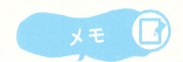

SPFの数値

サンスクリーン剤を何もつけていない人が炎天下に10分いて紅斑が生じたとする．そこにサンスクリーン剤を塗布したところ，100分で紅斑が生じた場合は100/10でSPFは10となる．

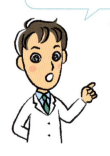

サンスクリーン剤は各社から多種多様な製品が販売されていますが，目的や使用感，値段によって自らが使いやすい製品を選び，あまりコロコロと変えないほうがよいでしょう（かぶれたときに被疑薬がわかりにくくなるため）．
次ページにオススメしたいサンスクリーン剤を紹介します．

オススメしたい！この製品
ノブ UVシールドEX
ノブ UVローションEX

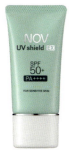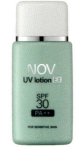

写真提供：常盤薬品工業株式会社

　ノブ UVシールドEXは，SPF50＋　PA＋＋＋＋，ノブ UVローションEXは，SPF30　PA＋＋であり，化粧下地としても使用可能である．一般的に日焼け止めには，吸収剤と散乱剤という2種類がある．

　吸収剤は，紫外線を吸収剤に吸収して化学反応させることで，皮膚に届く紫外線をカットする．そのため，その化学物質により時に皮膚に刺激を自覚する人が存在する．

　一方，散乱剤は，皮膚表面で紫外線を反射・散乱させて紫外線をカットする．そのため皮膚への刺激が比較的少ないとされている．

　この2剤はノンケミカルであり，その点安全性が高い．

オススメしたい！この製品
ルビパール
サンスクリーンクリームA
サンスクリーンミルク

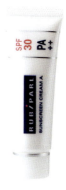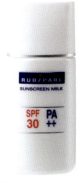

写真提供：株式会社ポーラファルマ

　吸収剤不使用タイプで伸びがよい．クリームタイプとミルクタイプの2剤型がある．いずれもSPF30，PA＋＋で日常生活での紫外線防御に有用．

　サンスクリーンクリームAの特徴はウォータープルーフで汗・水に強いので，夏や水に接触する機会に使いやすい．

　他方，サンスクリーンミルクは，ノンコメドジェニックテスト済で基礎に皮膚疾患をもつ患者にも比較的安全に使用可能である．

オススメしたい！この製品
キュレル ＵＶローション SPF30
キュレル ＵＶクリーム SPF30

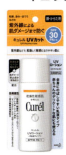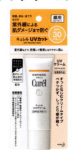

写真提供：花王株式会社

　キュレル ＵＶローション SPF30は，セラミドケアしながら紫外線から肌を守る．やさしい使い心地で潤う，乳液タイプ．紫外線をしっかりカットするだけでなく，紫外線による肌ダメージ（乾燥，赤み・ほてり）を防ぎ，外部刺激で肌荒れしにくい潤い肌に保つ．

　キュレル ＵＶクリーム SPF30は，セラミドケアしながら紫外線から肌を守る．ベタつかずしっとり感が続く，クリームタイプ．紫外線をしっかりカットするだけでなく，紫外線による肌ダメージ（乾燥，赤み・ほてり）を防ぎ，外部刺激で肌荒れしにくい潤い肌に保つ．

オススメしたい！この製品
コラージュ UVクリーム

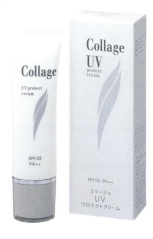

写真提供：持田ヘルスケア株式会社

　ノンケミカル処方（紫外線吸収剤不使用）で低刺激性のSPF35 PA＋＋＋のサンスクリーン．セラミド様成分．アミノ酸系保湿成分（トリメチルグリシン）を配合．

項目 No.5　ナースのニーズ No.9　化学的バリアと浸軟皮膚

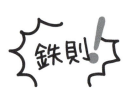

鉄則！　白い色　原理はおなじ　皮膚と雲

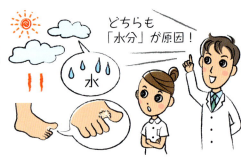

3 bare essentials

1. 角層は多量の水分を自由水として貯留できるが，限度を超えると浸軟皮膚となる．

2. 顆粒細胞は抗菌ペプチドなどの蛋白を産生し，バリア機能の一端を担っている．

3. 浸軟した皮膚では，吸水軟膏や浸透圧の高い外用薬を用いるとよい．

皮膚が"浸軟"するって？

　浸軟した皮膚が病的状態であり，さまざまなスキントラブルを惹起することは，医療従事者であれば誰しも経験的に習得している事実である．とくにストーマトラブルにおいては，ドライスキンより，むしろ「浸軟」が問題となることも多い．

　しかし，ドライスキンによる皮膚障害のメカニズムについては，詳細な検討が多数なされているのに比較し，皮膚の浸軟については詳細な記載がある成書も少なく，その捉え方や概念を含めて時に混乱がみられる場面も少なくない．

　そもそも浸軟とは『水に浸漬して角層の水分が増加し，一過性に体積がふやけることであり，可逆性の変化である』と定義される．あくまで角層の変化であり，適切な処置により元に戻る変化であることから，その病態生理を理解することが，浸軟した皮膚をうまく制御するための近道である．

　浸軟した皮膚において，各種バリアの破綻は大きな問題となるが，なかでも抗菌ペプチドやリゾチームなどによる化学的バリアの破綻は大きな問題となる．

　浸軟した皮膚においては，角質における過剰な水分の存在からバリア機能が大きく障害された結果，病的皮膚に至る．角層における過剰な水分は，自由水という形で角質間に貯留する．

　天然保湿因子の主成分であるアミノ酸などは可溶性であり，さらに皮脂膜やセラミドも過剰な水の存在により減少し，

細胞間脂質の組成にも変化をきたす．

　さらに重要なのは，化学的バリアの障害である．表皮細胞は，抗菌ペプチド，プロテアーゼやその阻害剤を産生している．

　このうち，抗菌ペプチドは30数個前後のアミノ酸からなる抗菌活性をもつペプチドであり，ヒトが産生する抗菌ペプチドとしてはディフェンシン，カテリシジンが知られている．

　通常は表皮において産生される抗菌ペプチドの量はわずかであるが，病原微生物の侵入や，紫外線や化学薬品などの刺激が加わると，生体を防御するために抗菌ペプチドの産生が亢進する（図5-1）．

図5-1　抗菌ペプチドの産生亢進

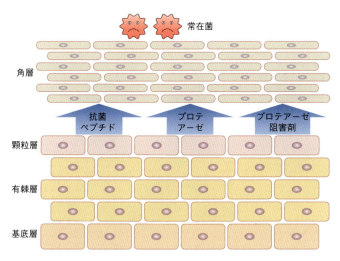

病原微生物の侵入，紫外線や化学薬品などの刺激が加わると生体防御のために，抗菌ペプチドやプロテアーゼ，プロテアーゼ阻害剤の産生が亢進する

　角層に過剰な水分が存在すると，抗菌ペプチドが十分に機能しなくなることから化学的バリアが障害される．さらに，過剰な水分は皮脂膜にも影響を与え皮膚表面のpH値に変化を及ぼす．

　また，水分が汗や排泄物であった場合，それらのpHが更に皮膚表面のpHを変化させてしまうことから，化学的バリアはより影響を受ける．

図 5-2　浸軟した皮膚①

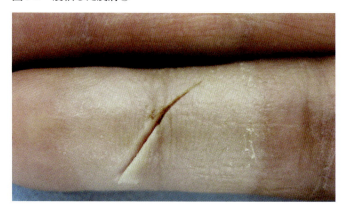

切り傷に絆創膏を使用した結果，浸軟した

図 5-3　浸軟した皮膚②

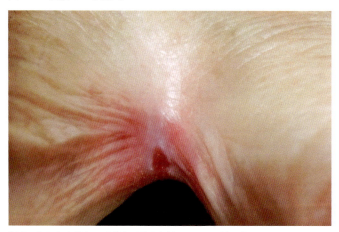

指間に生じた皮膚カンジダ症．副腎皮質ステロイド外用薬の誤用で悪化した

浸軟した皮膚への対策

　浸軟した皮膚からは，水分を奪いむしろ乾燥傾向に持っていく必要がある．この場合，吸水軟膏を用いるとよい．具体的にはマクロゴール軟膏やその基剤を有する外用薬を用いる．
　マクロゴール軟膏は吸水作用があるため，滲出液が多い病変部などに効果を発揮する．褥瘡のほか，初期の熱傷治療などでも有用性が高く，容易に水で洗い流せるため，便利である．
　副腎皮質ステロイド外用薬の中には，トプシムクリームなどの基剤がきわめて浸透圧の高い製剤があり，感染に注意しながら用いることで，短期間で改善を促すことができる．
　また，浸軟予防には撥水効果のある外用薬を用いる．

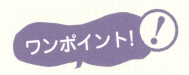

トプシムクリーム

　トプシムクリームは，浸透性に優れ，皮膚を乾燥させる働きのあるリオゲルを基剤としているため，時として伝染性膿痂疹（とびひ）に使用すると効果的な場合がある．

項目 No.6 ナースのニーズ No.6 免疫学的バリアによる特異的防御機能

鉄則！ かぶれ皮膚 戦う力だ リンパ球

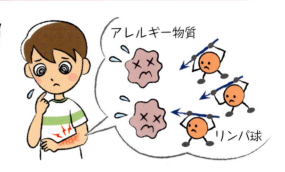

3 bare essentials

1. 蕁麻疹は「即時型アレルギー」とよばれるⅠ型アレルギーが関与する場合がある．

2. 表皮における免疫学的バリアの表現型ともいえる接触皮膚炎は，感作リンパ球による細胞性免疫反応によるⅣ型アレルギーにより惹起される．

3. 接触皮膚炎の皮膚症状は紅斑上に漿液性丘疹が多発する所見であるが，これはⅣ型アレルギー反応の病理組織学的所見を反映したものである．

アレルギーって？

「アレルギー」という用語はすでに市民権を得ており，街中に溢れている．ドラッグストアはもちろん，健康食品など，食物アレルギー用サプリメントの宣伝など枚挙に暇がない．

しかし，一般市民に「アレルギーとは？」と問うと，意外に答えが得られないことが多い．皮膚科医である筆者も「かぶれですね」と診断すると「アレルギーじゃなくてよかった！」と安堵する不思議な患者に多々遭遇する．

他方，皮脂欠乏性湿疹つまり乾燥肌の小児など，いくら皮膚の乾燥が原因と説明しても「アレルギー検査をしてほしい」と引き下がらぬ保護者にも遭遇する（得てしてこの場合，子どもは採血を猛烈に嫌がることが多く，子どもの味方をするのか，はたまた保護者の味方をするのか医師として大いに困惑する．多くの場合「検査したらポテトチップを買ってあげるから！」などと保護者が解決する場合が多いのであるが，ポテトチップごときでは妥協しない芯の強い子どもも少なくなく，まだまだ日本の将来も捨てたものではない）．

看護師においては，まずアレルギーの根本を理解することが求められ，それによりどのような皮膚症状が出現するのかを見きわめる必要がある．

そもそもアレルギーとは，「生体防御機能である免疫機構が，過剰に反応するために生ずる生体にとって不利益な反応」と考えると理解しやすい．われわれの免疫機構は，毎日健や

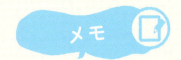

メモ

アレルギーは，ギリシャ語の「allos（変じた）」と「ergo（作用・能力）」に由来するとされ，まさに生体にとって変わった反応であると理解できる．

かに生活できるよう，絶えず外界からの異物などと戦っているからこそ生きていられるのである．たとえば後天性免疫不全症候群（いわゆるAIDS）は，疾患そのもので命を落とすことはないが，免疫が働かないために些細な細菌や真菌感染で死に至るのである．

現在，アレルギーは，GellとCoombsが分類したⅠ，Ⅱ，Ⅲ型アレルギーと感作リンパ球による細胞性免疫反応によるⅣ型アレルギーに分ける考え方が一般的である．当然，皮膚症状もそれぞれに異なるが，本項ではとくに大切なⅠ型アレルギーとⅣ型アレルギーについて解説する．

① Ⅰ型アレルギーとは

Ⅰ型アレルギーは，「即時型アレルギー」ともよばれ，蕁麻疹やアナフィラキシーショックによる皮膚症状を思い浮かべるとよい．

身体に侵入した異物（抗原）に対し，それに対する抗体（IgE抗体）が産生されることが第一段階である．一般市民が「アレルギー検査をして欲しい」と要望するが，ほとんどはこの特異的IgE抗体の量を測定してほしいということである．つまり，IgE抗体は抗原毎に1対1で対応するため，たとえばハウスダストに対する血中IgE抗体の値が高値であれば振り返って，ハウスダストに対するアレルギーがあることになる．

ただし，厳密には単に抗体値が高いという事実だけであり，アレルギー反応そのものを測定しているわけではない．

実際のメカニズムを図6-1に示す．

図6-1　Ⅰ型アレルギーのメカニズム

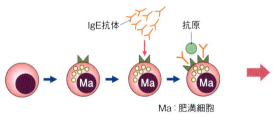

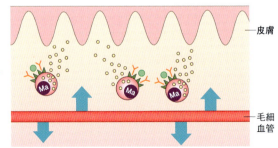

①抗原侵入：消化管や皮膚などを通じて抗原が体内に侵入する
②抗体産生：Bリンパ球により特異的IgE抗体が産生される
③IgE抗体による肥満細胞脱顆粒：IgE抗体が血中の肥満細胞の表面の受容体に接着する．受容体に接着した2つのIgE抗体において，そこに抗原が結合すると，肥満細胞は脱顆粒し，ヒスタミン，ロイコトリエン，プロスタグランジンなどの化学伝達物質が放出される

これらは化学伝達物質とよばれ，毛細血管を拡張させ，血管から血漿成分が局所皮膚に移動し，浮腫となるため，膨疹を惹起する

Ⅰ型アレルギーは抗原が作用してから15分〜12時間程度の短時間で生ずるのが特徴で，蕁麻疹はその代表格である（図6-2）．しかし，蕁麻疹すべてがⅠ型アレルギーによるものではないことに注意すべきである．

図6-2　蕁麻疹の臨床像

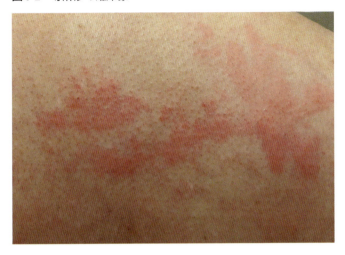

②Ⅳ型アレルギーとは

Ⅰ型アレルギーに対し，Ⅳ型アレルギーは「遅延型アレルギー」ともよばれ，出現メカニズムが大きく異なる．皮膚でいえば「接触皮膚炎」いわゆるかぶれである．

Ⅰ型アレルギーではIgE抗体が大きな役割を占めたが，Ⅳ型アレルギーはTリンパ球がアレルギー反応の主体となる．抗原が体内に侵入後，半日から数日を経て症状が出現する．ピアスによる金属アレルギーなどは有名である．

Tリンパ球はリンパ組織や血液中に存在し，Ⅳ型アレルギーの反応にかかわる．

まず抗原を取り込んだランゲルハンス細胞（皮膚に存在するマクロファージ）がTリンパ球に情報を提示する．これにより活性化されたTリンパ球は，リンフォカインと総称されるさまざまな物質を放出する．

その結果，Tリンパ球を主体とする炎症反応が皮膚，とくに表皮で起こることにより，皮膚症状が現れる（図6-3，6-4，6-5）．

先述した紅斑上に生ずる漿液性丘疹は，あくまでこの反応の表現型であり，Ⅳ型アレルギーを示唆する所見である．

メモ

問診の重要性

蕁麻疹は一過性に経過する瘙痒を有し，膨疹を主体とする疾患である．しかし通常は24時間以内に皮疹が消失するのが特徴のため，患者が受診するときには皮疹が消失している場合も多い．

したがって，必ず患者から皮疹の時間的経過を聴取することが重要である．

もっと詳しく!! ➡

『たった20項目で学べる　皮膚疾患』P.84〜89参照

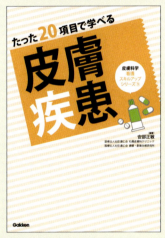

発行：学研メディカル秀潤社
B5判・120ページ
価格：1,900円（税別）

図6-3　Ⅳ型アレルギー

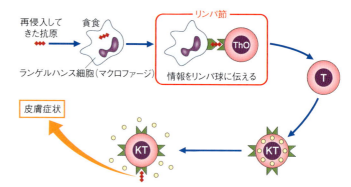

ThO：ナイーブTh細胞　　T：T細胞　　KT：キラー細胞

抗原を取り込んだランゲルハンス細胞（マクロファージ）がTリンパ球に情報を提示する．それにより活性化されたTリンパ球は，リンフォカインなどのさまざまな物質を放出し，その結果，皮膚症状が出現する

図6-4　接触皮膚炎

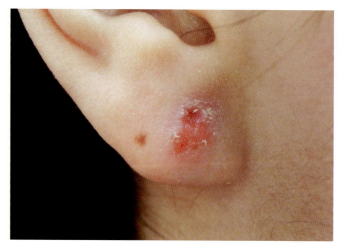

ピアスによるかぶれ

図6-5 陥入爪

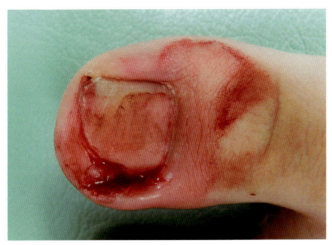

患者自ら爪を切ってしまったため，悪化した例

スキルアップコラム

分子標的薬による皮膚障害

EGFRチロシンキナーゼ阻害薬（イレッサ，タルセバ），抗EGFRモノクローナル抗体などの各種分子標的薬による治療で，従来の薬疹とは対応の異なる皮膚障害が増加している。
痤瘡様皮疹や脂漏性皮膚炎，皮膚乾燥などが生ずる（**表6-1**）．本薬疹で重要なことは，原因薬剤は中止せず，対症療法を行うことである．皮膚科医のスキンケアのスキルが遺憾なく生かされる分野である．

表6-1 分子標的薬による代表的な皮膚症状

1）痤瘡様皮疹	頭部，顔面，前胸部，下腹部，大腿などの毛孔に一致した紅色の丘疹，黄色調の膿疱が出現．通常，細菌感染はない（無菌性膿疱）．
2）脂漏性皮膚炎	顔面（とくに鼻翼の外側から頬部や眉毛部や前額部），耳介および耳周囲，頭皮，前胸部，背部などの脂漏部位に光沢を有する紅斑と鱗屑が出現．
3）皮膚乾燥（乾皮症）	鱗屑が付着し，全身が乾燥皮膚となる．前腕や下腿では鱗屑が，体幹では白い細かい粃糠様鱗屑が付着する．進行すると点状，さざ波様の亀裂を伴い，魚鱗癬様（サメ肌様）になる．
4）爪囲炎	指の爪甲周囲に紅斑や炎症を伴う色素沈着がみられ，陥入爪様にみられる．進行すると腫脹や肉芽を形成する．
5）瘙痒症	瘙痒のみがみられる．

項目 No.7 ナースのニーズ No.7 IAD理解に重要な刺激性接触皮膚炎

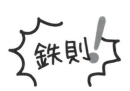

鉄則！ 刺激物除いて治すかぶれかな

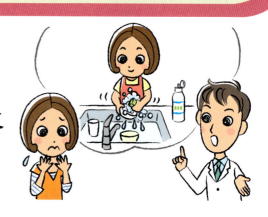

3 bare essentials

1. 刺激性接触皮膚炎は，刺激物質が表皮細胞に直接作用する皮膚炎であり，誰にでも起こる可能性がある．

2. 失禁やストーマによる皮膚障害では，本メカニズムの理解が必須である．

3. 適切なスキンケアを行うことで，ある程度予防することが可能である．

接触皮膚炎の分類

接触皮膚炎は，皮膚に接触した物質により惹起される皮膚炎であり，「アレルギー性」と「刺激性」に分類される．

①アレルギー性接触皮膚炎

アレルギー性接触皮膚炎は，前項(p.41〜42)で解説したⅣ型アレルギーである．他方，刺激性接触皮膚炎は，アレルギー機序を介さない皮膚炎であり，原因物質の非常に強い刺激により起こる皮膚炎である．この概念は，古くから知られたものであるが，その病態解明は最近になって大きく進んだ．

スキンケアにおいては，さまざまな外来物質による刺激性接触皮膚炎も重要であるが，とくに失禁患者におけるおむつ部の接触皮膚炎において，その理解は重要である．

この他，手湿疹や医療用テープ貼付皮膚などにおいて，またアルカリ，洗剤，溶剤，粘着剤などの化学物質に接触することによって生ずる．

②刺激性接触皮膚炎

刺激性接触皮膚炎は，皮膚表面に接触した刺激物が表皮細胞を傷害することで，表皮細胞からアデノシン三リン酸や熱ショック蛋白質などが放出されることがきっかけとなる．それにより表皮細胞からケモカイン［特定の白血球に作用し，その物質の濃度勾配の方向に白血球を遊走させる活性(走化

性)蛋白が放出され，病変部に白血球が遊走する(図7-1).

図7-1 IADにおける刺激性接触皮膚炎のメカニズム

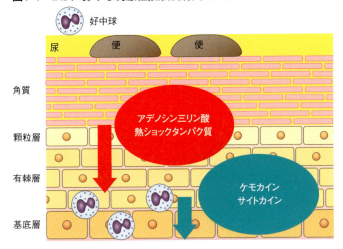

さらに，インターロイキン-1β(IL-1β)や腫瘍壊死因子α(TNF-α)などが産生されることで，病変部に炎症が惹起される．皮脂膜やセラミド，天然保湿因子が減少しているバリア機能が障害されている場合，刺激性接触皮膚炎が起こりやすくなり，スキンケアの重要性が理解できる．

つまり，刺激性接触皮膚炎の予防を行うためには，保湿などを基本とするスキンケアが重要である．

臨床症状と治療

なお，アレルギー性接触皮膚炎も刺激性接触皮膚炎も臨床症状としては湿疹として表現される．湿疹とはあくまで診断名であり，「湿疹三角形」(図7-2)とよばれる3要素を満たしていることで診断する．

図7-2 湿疹三角形

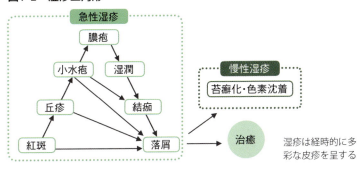

湿疹は経時的に多彩な皮疹を呈する

表 7-1 湿疹の三要素

- 痒み
- 点状状態
- 多形性

図 7-3 刺激性接触皮膚炎

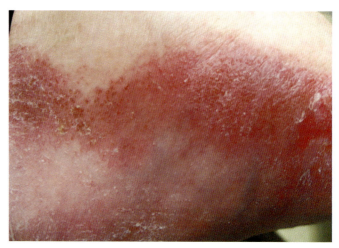

漿液性丘疹や充実性丘疹といった多彩な小型の皮疹が同時に存在し，瘙痒を伴う臨床像を呈する

　すなわち，①瘙痒，②点状状態，③多様性（表7-1）であり，漿液性丘疹や充実性丘疹といった多彩な小型の皮疹が同時に存在し，瘙痒を伴う臨床像が重要である（図7-3）．
　刺激性接触皮膚炎の治療は原因刺激物を排除することであるが，アレルギー性接触皮膚炎と異なり，原因刺激物の濃度や接触回数などをある程度減ずることで対応可能な場合がある．

項目 No.8　ナースのニーズ No.13　**スキンケアの基本中の基本！　保湿剤！**

鉄則！　基剤みて　えらんで楽し　保湿剤

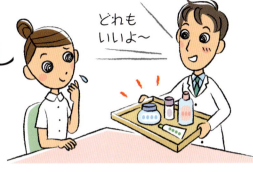

3 bare essentials

1. 保湿剤にはエモリエント効果とモイスチャライザー効果を期待できる製品がある．

2. 処方可能薬では，白色ワセリンや尿素外用薬があるが，なかでもヘパリン類似物質の有用性が高い．

3. 保湿剤を含む外用薬は，配合剤とともに基剤の特性にも十分注意して選択する．

保湿剤はどう選ぶ？

保湿剤には市販される薬品から，医療用として処方により供される外用薬，さらには入浴剤までもが含まれる．患者の好選性や嗜好に合わせて選ぶのがよい．

外用薬には古典的な軟膏とクリーム，ローションがある．一般に使われる化粧品がクリームやローションであるのは，軟膏に比べてベトつかず，使用感がよいからである．外用薬において薬効を示す物質を「配合剤」とよび，それを保持する物質を「基剤」とよぶ（図8-1）．配合剤は荷物，基剤は車と捉えるとよい．軟膏・クリームなど剤型の違いはこの基剤すなわち車の違いである（図8-2）．

図8-1　基剤

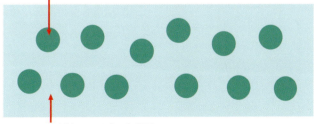

配合剤（active ingredients）＝ヒトや荷物

基剤（vehicle）＝自動車

外用薬において薬効を示す物質を配合剤とよび，それを保持する物質を基剤とよぶ．配合剤を「荷物」，基剤は「車」ととらえるとわかりやすい

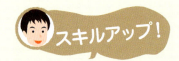

配合剤の種類

使用されている外用薬には，さまざまな配合剤が用いられている．

〈参考〉配合剤の種類

- 副腎皮質ステロイド
- 非ステロイド系消炎鎮痛剤
- 抗ヒスタミン剤
- 抗菌剤
- 尿素
- 活性型ビタミンD_3
- ビタミンA
- 抗真菌剤
- サリチル酸

もっと詳しく!!

『たった20項目で学べる 外用療法』
P.46～49参照

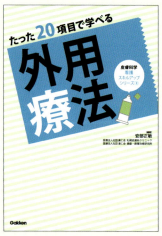

発行：学研メディカル秀潤社
B5判・104ページ
価格：2,100円（税別）

図8-2 基剤の種類

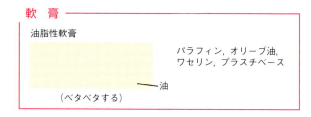

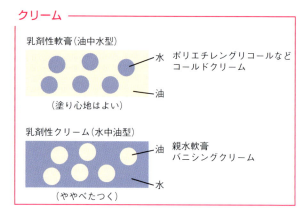

スキンケアに用いられる保湿剤には，大きく分けてエモリエント効果ともモイスチャライザー効果をもつ製品がある．

①エモリエント効果

皮膚からの水分蒸散を防止し，皮膚を柔軟にするという皮膚生理作用のこと．皮膚に対してエモリエント効果を示すものを「エモリエント剤」とよぶ．皮膚の正常な解剖学的構造を保持するために，皮膚表面で皮脂膜を補強すると考えるとよい．

②モイスチャライザー効果

皮膚に水分を与えることで，皮膚バリア機能を保つ皮膚生理作用のこと．皮膚に対してモイスチャライザー効果を示すものを「モイスチャライザー剤」とよぶ．皮膚の正常な解剖学的構造を保持するために，主に角質レベルで水分を与えることと考えるとよい．

基剤の特徴

軟膏はワセリンやパラフィンといった油のみでできており，塗ったときにベタベタする．クリームは，水と油を界面活性剤により混合したものである．このうち油が主成分で，その中に水が存在するものを「油中水型」とよぶ．保湿剤であ

れば，ヒルドイドソフト軟膏やパスタロンソフト軟膏などがこれにあたる．これらは「乳剤性軟膏」ともよばれ，塗り心地はよい．塗ったときに皮膚表面の熱を奪うため，コールドクリームとも称される．

他方，水が主成分でその中に油が存在するものを「水中油型(すいちゅうゆがた)」とよぶ．ヒルドイドクリームやパスタロンクリームなどがこれにあたる．これらは「バニシングクリーム」とよばれ，ややベタつくが，加湿効果に優れている．親水クリームは，基剤そのものがハンドクリームとして用いられる．

一方，市販品では油そのものも存在する．つばき油やオリーブ油などはその代表であり，極論から言えば，調理用のサラダ油であっても，解剖学的に皮膚表面にエモリエント効果をもたらすこととなる．

保湿目的に優れた効果を示す外用薬を**表8-1**に示す．

基剤として用いられるワセリンやプラスチベースは，脂を皮膚表面に補うものであるので，優れたエモリエント効果が期待できる．安価で市販もされているため，在宅現場でも使いやすい．

ヒルドイドなどのヘパリン類似物質含有外用薬は，モイスチャライザー効果が期待でき，保湿効果が高く有効性が高い．剤型も豊富で，塗りやすい油中水型クリームや水中油型ローションがあり使用感も良好である．当然，油を主体とした剤形であれば，エモリエント効果も期待できるため，皮膚科診療では最も処方される薬剤であると考えられる．

表8-1 保湿目的に用いる外用薬

保湿薬	長所	短所
油脂性軟膏(白色ワセリン，プラスチベース，亜鉛華軟膏，親水軟膏)	●コストが安い ●刺激感が少ない	●ベタつく
ヘパリン類似物質(ヒルドイド，ヒルドイドソフト，ヒルドイドローション)	●保湿効果が高い ●ベタつきが少ない ●塗りやすい	●時ににおいがする
尿素クリーム，ローション(ウレパール，ケラチナミン，パスタロンなど)	●保湿効果が高い ●ベタつきが少ない	●時に刺激感がある
セラミド(キュレル，アピットクリーム，アピットジェル，ベーテル保湿ローション)	●皮膚の保湿機能を担う角質細胞間脂質	●コストが高い ●保険適用がない
入浴剤(ノブモイスチュアバス，コラージュDXメディパワー保湿入浴剤)	●刺激感が少ない ●使用が容易	●コストが高い ●保険適用がない ●転倒事故などに注意

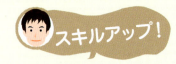

ヒルドイドの効果

保湿剤として多用されるヒルドイドは，配合剤としてヘパリン類似物質が用いられており，モイスチャライザー効果が得られる．ヘパリン類似物質を合成する材料であるコンドロイチン硫酸は魚の鱗にあり，水中でも自らの体内の水分を保持し，外からの海水を体内に入れない優れた作用の一端を担っていることを考えれば，本薬の有効性が理解できる．ためしに，魚屋に行き魚を観察してみるとよい．ドライスキンの魚や，浸軟した魚などいるはずもなく「さあ！ この鯛，ちょっと浸軟しているから5割引きだよ！」などという魚屋でもあれば，さかなクンもびっくりである．

なお，本薬はヘパリン類似物質を使用してあることから，添付文書に『禁忌(次の患者には使用しないこと)：(1) 出血性血液疾患(血友病，血小板減少症，紫斑病等)のある患者〔血液凝固抑制作用を有し，出血を助長するおそれがある〕，(2) 僅少な出血でも重大な結果を来すことが予想される患者〔血液凝固抑制作用を有し，出血を助長するおそれがある〕』と書かれているため，時に使用を躊躇する医療従事者が存在する．

添付文書にこのように記載されている理由は，有効成分にヘパリンという記載があることが大きな要因のようである．注意は必要だが，適切に使用することで，実際にはそのような例はまれである．

〈参考〉ヒルドイドソフト軟膏
　　　　ヒルドイドローション

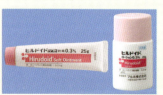

写真提供：マルホ株式会社

パスタロンなどの尿素軟膏含有外用薬もモイスチャライザー効果が期待でき，保湿効果が高い．一般向けにOTC製剤として市販もされている．

セラミド含有外用薬は優れたモイスチャライザー効果が期待でき，理論に沿った外用薬といえる．剤形も豊富であり，貼付剤もある．保湿目的の入浴剤も開発されており，入浴により保湿効果が得られるため，きわめて手軽であり患者の負担も少なくて済む．しかし，保険適用がないためコストがかかる．

処方例

処方薬　　：プロペト
効能・効果：眼科用軟膏基剤，一般軟膏基剤として調剤に用いる．また，皮膚保護剤として用いる．
用法・用量：通常，1日1～数回適量を患部に適量を用いる．

処方薬　　：親水クリーム
効能・効果：軟膏基剤として調剤に用いる．また，皮膚保護剤として用いる．
用法・用量：通常，1日1～数回適量を患部に適量を用いる．

処方薬　　：ヘパリン類似物質(ヒルドイド)
効能・効果：皮脂欠乏症，進行性指掌角皮症，凍瘡，肥厚性瘢痕・ケロイドの治療と予防，血行障害に基づく疼痛と炎症性疾患(注射後の硬結並びに疼痛)，血栓性静脈炎(痔核を含む)，外傷(打撲，捻挫，挫傷)後の腫脹・血腫・腱鞘炎・筋肉痛・関節炎，筋性斜頸(乳児期)
用法・用量：

[ヒルドイドクリーム0.3％，ヒルドイドソフト軟膏0.3％] 通常，1日1～数回適量を患部に塗擦，またはガーゼ等にのばして貼付する(塗布でなく塗擦であることに注意)．

[ヒルドイドローション0.3％] 通常，1日1～数回適量を患部に塗布する．

処方薬　　：尿素(パスタロンなど)
効能・効果：

[パスタロンクリーム10％，パスタロンソフト軟膏10％]　老人性乾皮症，アトピー性皮膚炎，進行性指掌角皮症（主婦湿疹の乾燥型），足蹠部皸裂性皮膚炎，掌蹠角化症，毛孔性苔癬，魚鱗癬

[パスタロンローション10％]　老人性乾皮症，アトピー皮膚，進行性指掌角皮症（主婦湿疹の乾燥型），足蹠部皸裂性皮膚炎，掌蹠角化症，毛孔性苔癬，魚鱗癬，頭部粃糠疹

用法・用量：1日2〜3回，患部を清浄にしたのち塗布し，よくすり込む．なお，症状により適宜増減する．

保湿剤を塗布する時間も重要である．可能であれば入浴後15分以内に外用するのが浸透の面から有利である．

使用量に関しては，一般的なステロイド軟膏に比較し，若干多めに塗るのがよい．具体的には軟膏であればグリーンピース大を2個分，ローションであれば10円玉1個分を患者の手掌2枚分の範囲に，皮溝に沿って横方向に塗布するのがポイントである（図8-3）．

保湿剤を塗布した後，ティッシュペーパーを貼った際に，すぐに剥がれるのではなく，皮面にくっついたあと，緩やかに剥がれる程度を目安とするよう，患者指導するとよい．

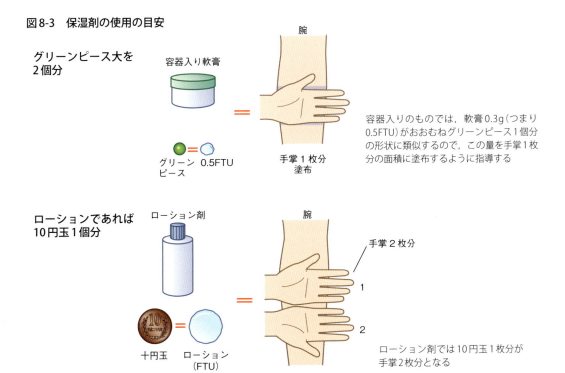

図8-3　保湿剤の使用の目安

グリーンピース大を2個分

容器入りのものでは，軟膏0.3g（つまり0.5FTU）がおおむねグリーンピース1個分の形状に類似するので，この量を手掌1枚分の面積に塗布するように指導する

ローションであれば10円玉1個分

ローション剤では10円玉1枚分が手掌2枚分となる

オススメしたい！この製品

アピットクリーム

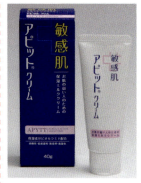

アピットクリームは，保湿成分ピオセラミド，ヒアルロン酸，スクワランと抗炎症成分を配合し，乾燥や肌あれのひどい部位を対象とした薬用保湿クリーム．

アピットジェル

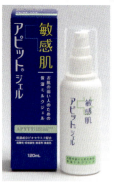

アピットジェルは，保湿成分ピオセラミド，ヒアルロン酸，スクワランと抗炎症成分を配合し，乾燥や肌あれを対象とした薬用保湿ミルクジェル．

写真提供：全薬工業株式会社

オススメしたい！この製品

ベーテル保湿ローション

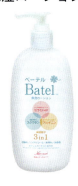

ベーテルには皮脂膜の成分である「スクワラン」，細胞間脂質成分「セラミドAP」，天然保湿因子成分「アルギニン」といった乾燥した皮膚の成分を補う"保湿の3大因子"が含まれている．

写真提供：越屋メディカルケア株式会社

オススメしたい！この製品

キュレル 皮脂トラブルケア 保湿ジェル

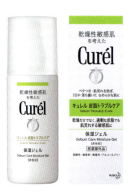

キュレル 潤浸保湿フェイスクリーム

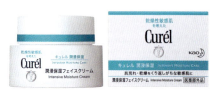

乾燥だけでなく，過剰な皮脂でも肌荒れをくり返す敏感な皮膚に有効な保湿薬．セラミド配合．

セラミド機能成分，ユーカリエキスが角層に浸透し保湿作用を発揮．

写真提供：花王株式会社

オススメしたい！この製品

セキューラML

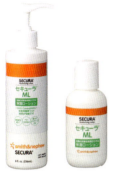

乾燥しやすい部位や全身に使える皮膚にやさしい保湿ローション．のびがよくべとつかない．皮膚の乾燥しやすい患者や高齢者への全身スキンケアはもちろん看護・介護にあたる方のハンドクリームとしても適している．

セキューラDC

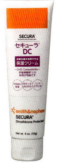
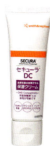

保護・保湿クリーム 皮膚の洗浄後に使用することで，皮膚にうるおいを与える．乾燥した皮膚をなめらかに整え，撥水効果あり．

写真提供：スミス・アンド・ネフュー株式会社

オススメしたい！この製品

ノブ モイスチュアバス

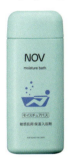

オリゴマリン（濃縮海水），スクワラン，ビタミンB_2を配合した保湿用入浴剤．

ノブ オリゴマリン ボディミルク

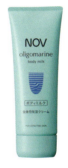

オリゴマリン（濃縮海水）を配合し乾燥を防ぐ．

写真提供：常盤薬品工業株式会社

オススメしたい！この製品

コラージュD メディパワー保湿ジェル

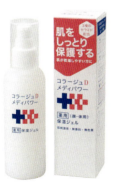

保湿因子（セラミド・皮脂・NMF（天然保湿因子））の働きを持つ成分をバランスよく配合．

コラージュD メディパワー保湿入浴剤

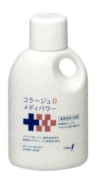

乾燥しやすい肌のための薬用保湿入浴剤．

コラージュD メディパワーハンドクリーム

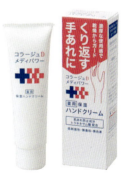

トラネキサム酸，セラミド，コラーゲン，ヒアルロン酸等の保湿成分を配合した保湿性の高い低刺激のハンドクリーム．

写真提供：持田ヘルスケア株式会社

項目 No.9　ナースのニーズ No.12　**進化を続ける洗浄剤**

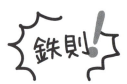　手であらふ　合成洗剤　泡立てて

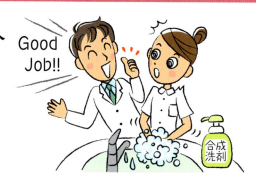

3 bare essentials

1. 石鹸や合成洗剤は界面活性剤により，汚れを洗い落とす．

2. 健常人であれば皮膚の緩衝作用があり，洗浄剤の種類はあまり問題にならないが，バリア機能が障害された皮膚では，弱酸性洗浄剤を用いるべきである．

3. 摩擦を加え，ゴシゴシ擦るのは，バリア機能をより傷害する行為である．

皮膚の"正しい"洗浄方法は？

　ここで問題となるのは皮膚を清潔に保つ行為，すなわち洗浄方法である．日頃，われわれは何気なく石鹸を使用する．石鹸は界面活性剤からできており，厳密には脂肪酸ナトリウムと脂肪酸カリウムのみを「石鹸」とよび，それ以外を「合成洗剤」とよぶ．

　界面活性剤は，親水基と疎水基が結合したもので，通常混ざることのない水と油を結合させる．界面活性剤は以下の4つの作用があり，汚れを落とす．

① 浸透作用：水に界面活性剤を加えると，界面張力が下がり，水が浸入しやすくなる．
② 乳化作用：油が界面活性剤の分子に取り囲まれ，小滴となる．
③ 分散作用：界面活性剤を加えると，細かな粒子になり，水中に散らばる．
④ 再付着防止作用：界面活性剤を加えると，汚れは再付着しなくなる．

　厳密な意味で，JIS規格の石鹸のpHは9〜11であり，皮膚表面のpHを大きく狂わせてしまう（図9-1）．

図9-1　石鹸のpH

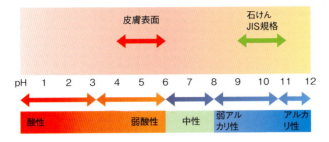

通常の健康な皮膚の場合，石鹸により一過性にアルカリ性に傾いたところで皮膚はすみやかにpHが回復する．これを「皮膚の緩衝作用」とよぶ．

また，皮膚表面の皮脂や汗などは酸性物質であり，石鹸はこれらにより大部分の界面活性作用を失うことから，さらに皮膚表面へのダメージは少なくなる．

しかし，高齢者の皮膚はその生理的特徴から元々アルカリ側に傾いている．このため石鹸で洗浄した場合，皮脂などが少ないため弱酸性に戻りにくい．この観点から，最近では弱酸性ながら十分な洗浄効果を持ち，かつ皮膚表面の脂質膜に影響を与えない合成洗剤が開発されており，高齢者やアトピー性皮膚炎患者などのバリア機能が低下した皮膚には使用する価値がある．

洗浄方法は，過度に皮膚の角層を剥離するような，スポンジやナイロンタオルは好ましくない．これらでゴシゴシと擦った場合，バリア機能がさらに障害された皮膚となってしまう．もし，タオルのようなもので洗浄したい場合には，摩擦の少ない日本手拭いなどを用いるとよい．また，手で洗うのでも十分である．

合成洗剤は十分に泡立てて洗うとよい．少量とって泡立てることでミセルを形成し，汚れは落とすが皮膚に必要な皮脂膜などはそのまま保つことが可能となる．

また，高齢者やアトピー性皮膚炎患者の皮膚に普通の石鹸を用いる場合には，十分なすすぎと洗浄後の保湿剤の使用が必要である．

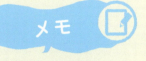

ナイロンタオル皮膚炎

ナイロンタオルを使用し続けると，皮膚に色素沈着が現れる．主に突出部に一致するびまん性の褐色調を呈する色素沈着であり，摩擦により表皮細胞が変性しアミロイドとよばれる蛋白となり，真皮上層に沈着するためにこの変化が現れる．

痩せ型の若い女性が，かような皮疹を主訴に現れた場合，皮膚科医は何も見なくとも「ナイロンタオルを使っていますね？」とピタリと当てることが可能である．占い師の如き神業である．

皮膚科医は，科学的理論に基づき診療をしているわけであるが，占い師はどれくらい正確に占えるのであろうか？　もし，完璧に占えるのであれば，宝くじなど毎回占い師が1等を当てているに違いない．

オススメしたい！この製品 ベーテルF

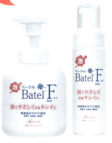

洗浄と保湿の両者を兼ね備えた製品であり，泡状で出てくるために泡立てが不要である．セラミドが配合されているため，バリア機能保持にも有用性が高い．

写真提供：越屋メディカルケア株式会社

オススメしたい！この製品 キュレル 泡ボディウォッシュ

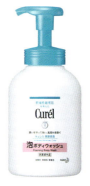

キュレル 泡ボディウォッシュは，泡で出るタイプのボディウォッシュ．肌の必須成分「セラミド」を守りながら，肌荒れの原因ともなる汗や汚れをすっきり洗い流す．肌にやさしい低刺激性．

写真提供：花王株式会社

オススメしたい！この製品 リモイスクレンズ

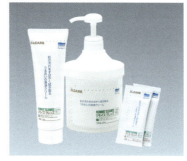

天然オイルで汚れを浮き上がらせ，拭き取るだけで皮膚を清潔にできる．拭き取り直後にストーマ装具の貼付が可能．保湿剤配合で，乾燥を防ぐ．

写真提供：アルケア株式会社

オススメしたい！この製品　TENAウォッシュクリーム

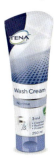

朝晩の清拭やパッド交換時に使用する．皮膚にやさしい弱酸性のクリーム．塗って拭くだけで，皮膚の汚れをやさしく取り除く．また，保湿にも優れており，ドライスキンの予防・対策として全身に使用可能．

写真提供：ユニ・チャーム メンリッケ株式会社

オススメしたい！この製品　ノブ ソープ D／ノブ ヘアシャンプー D（敏感肌用シャンプー）／ノブ ヘアコンディショナー D／ノブ ヘアシャンプー M

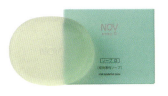 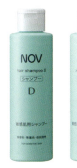 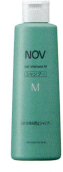

植物油脂由来の精製度の高い高級脂肪酸のみを使用し，刺激の原因と考えられる炭素数12（ラウリン酸）以下の脂肪酸は不使用．アルギニンやスクロース，ソルビトールなど保湿効果の高い成分を配合．

一般的なシャンプーに汎用される安息香酸，デヒドロ酢酸，ソルビン酸などの殺菌剤を使用していない敏感肌用シャンプーとコンディショナー．安全性の高い毛髪保護成分ポリクオタニウム－10，ベヘニルアルコールを配合．

ピロクトンオラミン，サリチル酸，グリチルリチ2Kおよび静菌作用のある洗浄成分（ミリスチルベタイン液）を配合．

写真提供：常盤薬品工業株式会社
写真提供：常盤薬品工業株式会社

オススメしたい！この製品　コラージュ洗顔パウダー

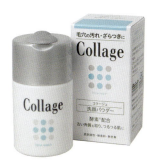

毛包の汚れなどのための酵素洗顔料．石鹸では落としにくい毛包の汚れなどを蛋白分解酵素により洗浄．

写真提供：持田ヘルスケア株式会社

オススメしたい！この製品　スキナクレン

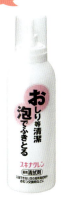

水がなくても使用できる泡タイプの洗浄剤．アルコールフリーの低刺激性製剤．

写真提供：持田ヘルスケア株式会社

項目 No.10 ナースのニーズ No.15 全身，とくに瘙痒のスキンケア

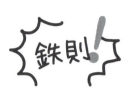

鉄則! かゆい皮膚 皮疹はなくともスキンケア

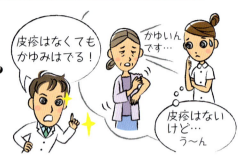

3 bare essentials

1. 皮膚瘙痒症は明らかな皮疹がみられないにもかかわらず，猛烈な瘙痒を生じる疾患である．患者のワガママ！と思ってはならない．

2. 蕁麻疹は内服療法が主体であり，決してスキンケアのみで治そうとしてはならない．

3. "あせも"は，「汗疹」とよばれ，水晶様汗疹，紅色汗疹，深在性汗疹，多発性汗腺膿瘍の4つに分類される．

"瘙痒（かゆみ）"をどう考える？

　体幹のスキンケアを考えるべき病態において，一番多い訴えは「かゆみ（瘙痒）」であろう．しかし，瘙痒は湿疹・皮膚炎群以外の疾患でも少なからず生じることから，診療を進めていくうえできわめて重要な臨床所見である．

　瘙痒の原因はさまざまであり，皮膚科医は患者からの病歴聴取とともに，皮疹を分析して診断治療にあたる．なかでも"皮膚瘙痒症"は，瘙痒の訴えを有するが，いかなる皮膚症状もみられないという疾患であり，あくまで患者の訴えが診断の根拠の大部分を占める．

　しかし重要な点は，湿疹・皮膚炎群や蕁麻疹などでみられる皮疹を十分に理解したうえで，それらの皮疹がないことを見極めることである．そのうえで，皮膚瘙痒症においては掻破痕など，二次的に皮疹が生じることがあることを理解し治療にあたることが重要である．

　本症には全身に瘙痒が生じる「汎発性皮膚瘙痒症」と，外陰部や肛囲など一部に限局して瘙痒が生じる「限局性皮膚瘙痒症」が存在する．一般的な治療法は，保湿剤の使用や紫外線療法である一方，他の瘙痒をきたす皮膚疾患の治療に用いられていることが多い抗ヒスタミン薬内服療法や副腎皮質ステロイド外用療法も多く使用される．

　汎発性皮膚瘙痒症の原因としては，皮膚症状として目視できない程度の軽微な皮脂欠乏症（症状が明らかであれば

「皮脂欠乏性湿疹」と診断する)をはじめ，腎疾患(透析患者を含む)，肝疾患(胆汁鬱滞性肝疾患など)，悪性腫瘍(悪性リンパ腫など)，神経疾患(脳血管障害など)，代謝疾患(とくに糖尿病)，薬剤性(モルヒネなど)や妊娠，心因性などが挙げられる．

他方，限局性皮膚瘙痒症の原因は，前立腺肥大症や尿道狭窄，卵巣機能低下，便秘，下痢，痔核，蟯虫などである．

瘙痒を主訴とする皮膚疾患の場合，スキンケアを実践するとともに，治療効果を判定する目的から瘙痒の程度をアセスメントしておくべきである．一般的に臨床現場で用いられるのはVAS (Visual analog scale)を用いた自己評価法であるが，最大の痒みを10，なしを0と説明し，診察毎に口頭で確認すると簡便である．

この他，全身に瘙痒をもたらす疾患は以下の通りである．

①皮脂欠乏性湿疹

先述したとおり，本症の軽症例が皮膚瘙痒症である可能性があり，発症要因としては共通要因が存在すると考えられる．

しかし，実際の診断はあくまで皮膚症状により行い，鱗屑を主体とする，紅斑，紫斑などが混在するいわゆるドライスキンを呈する(図10-1)．

図10-1　皮脂欠乏性湿疹

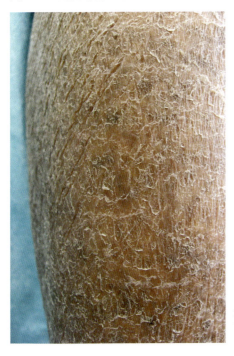

鱗屑を主体とし，紅斑や紫斑などが混在するドライスキンを呈する

② 蕁麻疹

膨疹を主体とする疾患である(図10-2).こちらはいくらスキンケアを行ったところで治癒しないため,不要な指導はむしろ避けたい疾患である.

膨疹は原則24時間以内に出没を繰り返すため,皮疹がみられない時間帯に患者が受診した場合は鑑別に苦慮する.

ただし,最近ではデジタルカメラや,スマートフォンの普及により,診察時に患者自ら皮疹を撮影したうえで受診する場合があり,診断に便利である.

詳細な問診のほか,皮膚描記症(p.62参照)をチェックする.

図10-2 蕁麻疹

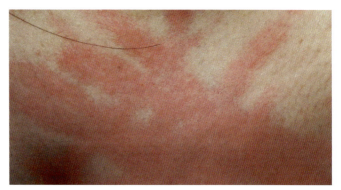

膨疹は,原則として24時間以内に出没を繰り返す

③ 疥癬

初期の場合,診断に苦慮する.ダーモスコピーなどを用い,指間部や陰部における疥癬トンネルなどの特徴的な皮疹を丹念にチェックすることが肝要である(図10-3).

図10-3 疥癬

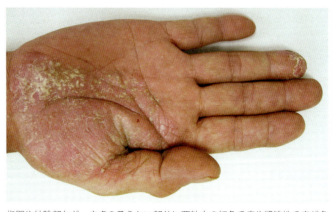

指間や外陰部など,皮膚の柔らかい部分に粟粒大の紅色丘疹や漿液性丘疹が多発し,次第に小水疱や小膿疱が多発する.さらに疥癬トンネルが出現する

〈参考〉 疥癬トンネル，水尾徴候

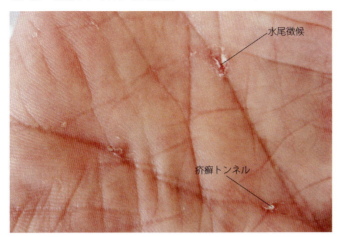

疥癬トンネルの先端に虫体が存在する．また，手掌の鱗屑の裾野が広がるようにみえる現象を水尾徴候という．水鳥が水面を進んでいったときに後方に現れる水尾に似ている

　全身の瘙痒がみられる疾患の場合，当然その消失を目指す．皮膚瘙痒症や皮脂欠乏性湿疹では，保湿は必須であり，保険診療で使用が可能であるヘパリン類似物質含有軟膏（ヒルドイドソフト軟膏）や尿素軟膏，白色ワセリンなどを用いる．最近はセラミドが含有された保湿剤や，保湿目的の入浴剤なども多数市販されており，保険適用がなくコストがかかるものの患者の志向に合わせて用いてもよい．無論，使用方法などを含むスキンケア指導を十分行う．

　抗ヒスタミン薬内服は，汎発性皮膚瘙痒症，皮脂欠乏性湿疹，蕁麻疹においては外用アドヒアランスもよくないこともあり，実際に幅広く用いられている．

　最近は鎮静作用の少ない第2世代の抗ヒスタミン薬も多数存在し，本症が好発する高齢者にも比較的安全に使用可能である．ただし，治療抵抗性であることも多く，適時薬剤変更などを考慮する．

　搔破行動などにより二次的に生じた湿疹には，副腎皮質ステロイド外用薬を用いる．

　病変に応じた適切な薬剤を選択することが肝要であり，全身の瘙痒の訴えのみで過度に強力な外用薬を選択すべきではない．この場合にも極力保湿剤と併用する．

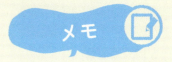

フォアダイス病

　アポクリン汗疹ともよばれる．20歳代の若い女性の腋窩，乳暈，外陰部などのアポクリン汗腺分泌部において，汗管が閉塞するために生じる病変．激しい瘙痒を伴う．運動や興奮で増悪する．時に局所感染を伴う．

　適切な副腎皮質ステロイド外用薬を用いるべきであるが，時に羞恥のためか，医療機関を受診せずスキンケアのみで対処する患者がみられるが，放置することで増悪するため，すみやかに正しい治療を行うべきである．

◆アドヒアランス

　アドヒアランスの意味は，「患者が積極的に治療方針の決定に参加し，その決定に従って治療を受けること」であるが，さらに「患者が処方薬をどのくらい指示された通りに使用（外用）するかの程度」を指すことが多い．

> スキルアップコラム

皮膚描記症

皮膚描記法は，①紅色皮膚描記症，②白色皮膚描記症，③隆起性皮膚描記症などの種類がある．これらはベッドサイド，外来，在宅現場でも手軽に行える理学的検査である．蕁麻疹において有用な所見は以下の通りである．

①紅色皮膚描記症（図10-4）

皮膚に擦過刺激を加えた場合，その部位に一致して紅斑を生じる現象．皮膚表面に一定力の擦過刺激が加わると，真皮に存在する肥満細胞から遊離したヒスタミンにより毛細血管が拡張し，15秒以内に充血性線条が生じる．その後，ヒスタミンやサブスタンスPを介する軸索反射によって小動脈が拡張し（p.40 図6-1参照），充血性線条の周囲に充血性紅暈が出現する．

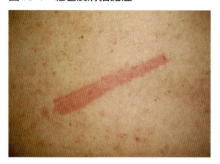

図10-4　紅色皮膚描記症

さらにその後，血管透過性亢進により紅色線条は鮮やかで比較的大型の膨疹となる．この充血性線条→充血性紅暈→膨疹に至る変化は「triple response」とよばれる．これは健常者でも5％程度にみられるが，triple responseが顕著に観察される場合には蕁麻疹を疑うべきである．

②隆起性皮膚描記症（図10-5）

triple responseにおいても最終的には膨疹を生じるが，隆起性皮膚描記症とは舌圧子や硝子棒など幅広い先端を有する器物で，皮膚に比較的強い擦過刺激を加えた場合，著明に膨疹を生じる現象を指す．慢性蕁麻疹，とくに物理性蕁麻疹で陽性になるが，寒冷蕁麻疹や急性蕁麻疹でもみられる．

また，コリン作動性蕁麻疹では，刺激部位が全体として膨疹とならず，小紅斑を伴う膨疹が生じ次第に融

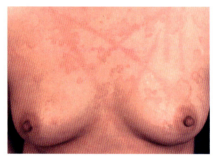

図10-5　隆起性皮膚描記症

合し瘙痒を有する現象がみられることがある．陽性率は低いものの，診断的価値は高い．

③遅延型隆起性皮膚描記症

triple responseによる膨疹消失後，同じ部位に再度膨疹が出現し，2日間程度持続する現象．物理性蕁麻疹患者にみられることがある．

皮膚描記症法のうち，隆起性皮膚描記症が陽性の蕁麻疹患者は難治であるとの報告があり，本検査法は蕁麻疹の診断だけでなく，治療を進めるうえでも有用である．

また，診察室で膨疹を再現することで，機械的刺激が悪化因子であることや，症状が落ち着いている患者に対し疾患活動性が存続している事実を認識させることができ，患者指導においても重要である．

> **スキルアップコラム**
>
> ### あせも
>
> "あせも"は，誰しも一度は経験する疾患であり，適切なスキンケアが求められる．正確には「汗疹」もしくは「汗貯留症候群」とよばれる．発汗過多によりエクリン汗腺の表皮開口部が閉塞することで，汗が汗管内に貯留し，肉眼的に小水疱としてみられるものである．汗疹には，水晶様汗疹，紅色汗疹，深在性汗疹，多発性汗腺膿瘍の4つに分類される．
>
> #### ①水晶様汗疹
>
> 単にエクリン汗腺に汗が貯留した状態（図10-6）．透明な小水疱としてみられるため，この名前がある．日焼け後や急性熱性疾患に生じる．水疱は自然に破れ，鱗屑となり数日以内に治癒する．
>
>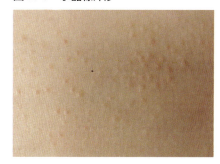
>
> 図10-6　水晶様汗疹
>
> #### ②紅色汗疹
>
> 高温多湿などで発汗が持続した場合に発症する（図10-7）．前額部，項頸部，被服部，四肢屈側などに，粟粒大から米粒大までの淡紅色調を呈する丘疹が多発する．表皮内汗管閉塞が原因となり炎症を伴うため，瘙痒を伴い，時に発汗によりチクチクとした，刺すような感覚を訴える．
>
>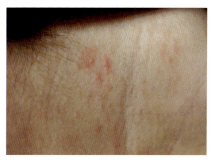
>
> 図10-7　紅色汗疹
>
> #### ③深在性汗疹
>
> 紅色汗疹が繰り返す結果，汗管が破壊され，その結果，白色の丘疹を生じるもの．
>
> #### ④多発性汗腺膿瘍
>
> 主に若年者において，汗疹に細菌感染が合併し，膿瘍などができる状態（図10-8）．
>
>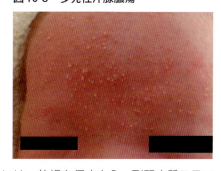
>
> 図10-8　多発性汗腺膿瘍
>
> いずれにしても汗をかく季節は，通気性のよい服装を心掛け，汗疹を生じたらシャワー浴などで，余分な汗を落とすことが重要である．
>
> 水晶様汗疹の場合，余分な角層を落とすように，ヘパリン類似物質などを塗布し，さらに紅色汗疹の場合には，乾燥を促すよう，副腎皮質ステロイド外用薬を用いる．この場合も油中水型乳剤性軟膏やローション基剤を用いるとよい．
>
> また，多発性汗腺膿瘍は伝染性膿痂疹に準じて，抗菌薬の局所投与，場合により全身投与を行う．

項目 No.11　ナースのニーズ No.16　頭部のスキンケア

鉄則！ フケ症やこれも立派な皮膚疾患

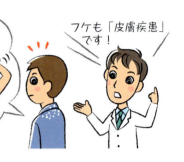

フケも「皮膚疾患」です！

3 bare essentials

1. 頭部と顔面は毛包脂腺系が発達しており，「脂漏部位」とよばれ，その病態に応じたスキンケアが求められる．

2. 脂漏性湿疹は"フケ"症と認識されるが，その原因には毛包に常在する真菌が原因となる．

3. 毛染めによる接触皮膚炎の発症頻度が高く，一般市民にも正しい知識の普及と啓発が望まれる．

頭部にみられる皮膚疾患

頭部や顔面は毛包脂腺系がきわめて発達した部位であり，いわゆる脂漏部位とよばれるが，このためさまざまな皮膚トラブルが生ずる．中でも脂漏性湿疹は，いわゆるフケ症として一般市民にもきわめてイメージが悪い．かような部位はどちらかといえば，過剰な皮脂を落とすべきである．

時に，なんでもかんでも保湿を指導する医療従事者がみられるが，やはり皮膚の病態に応じたスキンケアが求められる．

①脂漏性湿疹

脂漏部位に生じる粃糠様鱗屑を付す紅斑が主体である（図11-1）．

湿疹であるが，瘙痒は比較的軽度であり，むしろ細かな鱗屑を主訴とすることが多い（図11-2）．

皮膚分泌機能異常が指摘されているが，最近では皮膚の毛包に常在する真菌である*Pityrosoporum ovale*の関与が考えられている．脂漏性湿疹に抗真菌薬が有効である根拠である．

思春期以降に生じる成人期脂漏性湿疹は長期に慢性の経過をたどるため，スキンケア指導とともにケトコナゾールの外用などにより治療を行う．

他方，新生児期から乳児期にかけても本症がみられることがある．これは生理的に脂腺機能が亢進するために，乳児脂漏がみられるものであり，過度に心配することはない．自然

軽快が期待できるため，主としてスキンケア指導を行う．

図11-1 脂漏性湿疹

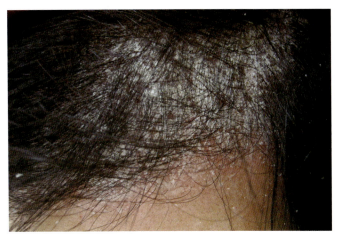

脂漏部位に生ずる粃糠状鱗屑を付す紅斑が主体である

図11-2 脂漏性湿疹の鱗屑（いわゆるフケ）

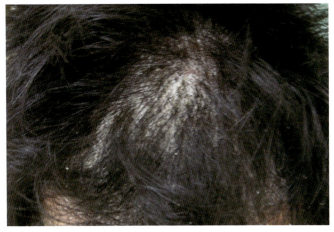

「細かな鱗屑」を主訴する患者が多い．「フケ症」として知られている

②尋常性乾癬

乾癬の本態は「免疫担当細胞からの各種刺激により表皮のターンオーバーが亢進した状態」といえる．その結果，皮疹は厚い鱗屑を付す紅斑といった特有の形態を呈する（図11-3）．

なかでも，被髪頭部の乾癬は尋常性乾癬でもみられるが，関節症性乾癬発症との相関が指摘されており，注意すべきサインである．

時に脂漏性湿疹との鑑別困難な例が存在する．

メモ

脂漏性湿疹用シャンプー コラージュフルフルシリーズ

日本で初めて真菌の増殖を抑える「ミコナゾール硝酸塩」を配合したシャンプーとリンス．脂漏性湿疹のケアにおいて，洗髪時に用いるアドヒアランスのよさから患者にも好評である．従来のシャンプー・リンスに加え，最近では男性向けにスカルプシャンプーも発売され選択の幅が広がった．

コラージュフルフルネクスト

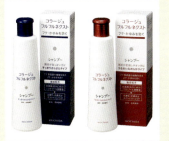

コラージュフルフルスカルプ

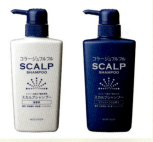

写真提供：持田ヘルスケア株式会社

図11-3 尋常性乾癬

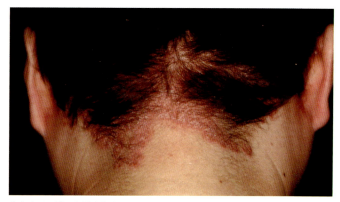

皮疹は厚い鱗屑を付す紅斑を呈する

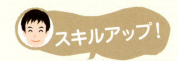

癜風（図11-4）

突然体幹を主体として褐色斑が生ずることがあり，時に患者は癌ではないかと驚いて受診する．多汗の方に多く，病態としては皮膚表在性真菌症なので，外用薬で治癒する．

この疾患はなかなか患者への説明が難しく，とくに若い女性などは"不潔にしていたため"と誤解することもあるが，原因となるマラセチア属真菌は皮膚に常在しており，皮膚糸状菌のように他からうつるものではない．

ただし，多汗の方などに好発するため，適切なシャワー浴などスキンケア指導はとても重要である．

診断はKOH法により菌糸を検出する（図11-5 赤の矢印）が，短冊形を呈する比較的短い菌糸が検出される．診断が確定したら抗真菌外用薬を塗布する．

図11-4 癜風

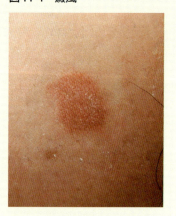

図11-5 癜風の菌糸

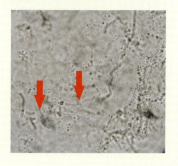

③ケルスス禿瘡

頭部における白癬菌属による深在性白癬である（毛包内寄生であり，厳密な意味では深在性白癬ではない）．頭部に扁平から半球状の結節が生じ，鱗屑，膿疱，痂皮を伴う．波動を触れ，圧迫により毛孔から膿汁の排出がみられる．毛は容易に脱落し，抜くことができる．さらに，頸部リンパ節腫脹とともに，自発痛や圧痛を伴う．白癬疹がみられることもある．原因として，OTCなどの副腎皮質ステロイド外用薬の誤用が多く看護師としても十分注意したい．

④tufted folliculitis

成人の頭部に発症する比較的稀な疾患である．1つの毛包内に多数の毛幹が含まれるという特徴的な臨床像であり，診断は看護師でも比較的容易である．

本症の発症機序は未だ不明であるが，細菌感染や外傷などにより毛球部は保たれた状態で，真皮の障害により脱毛が生じる．その後，真皮が瘢痕治癒する過程で，正常な毛球部より発毛が起きることで，本症の特徴的な臨床像が形成されると推定されており，適切なスキンケア指導が求められる．

⑤粃糠性脱毛症

頭部粃糠疹に脱毛を伴うもの．思春期以降の男性に好発する．脂漏性湿疹に準じた治療とケアを行う．

頭皮のスキンケア

脂漏部位であるので，まず「脂漏傾向であるのか，乾燥傾

向であるのか」を把握する．脂漏傾向の場合，おおむね淡紅色調の紅斑の上に，粃糠様鱗屑が多数付着し，時に黄色の痂疲形成もみられる．この場合，どちらかといえば過剰な皮脂を落とすような指導をする．

具体的にはシャンプーや合成洗浄剤を用いて洗浄し，十分にすすぐ．その後，保湿が必要であれば適量行うが，油性基剤のものは使いすぎないように気をつける．

時に鱗屑が厚くなる場合がある．このような場合にはオリーブ油でふやかすなど，工夫が必要であるが，親水クリームを厚く塗布し，一定時間そのままにしておくと剥がれやすくなる．

著者は，親水クリームを厚く塗布し，シャワーキャップをかぶったまま就寝していただき，翌日シャンプーしていただくように指導している．2〜3回続けると鱗屑はウソのようにきれいに剥がれ落ちる．

◆OTC
over the counterの略．
医師の処方箋がなくても購入可能な「要指導医薬品」と「一般用医薬品」．

スキルアップコラム

毛染めによるトラブル（図11-6）

以前，消費者庁から"毛染めによる接触皮膚炎"の注意喚起が出された．一応皮膚科医である著者は，何を今さら？　などと思うのであるが，おそらく何らかの事情で苦情が殺到したのであろう．

接触皮膚炎を診断するためには"パッチテスト"を行う．驚くべきことに，毛染めを行う前には自己"パッチテスト"が推奨されているようであり，美容室でも"パッチテスト"を行う場合があるという．

しかし，これは一般市民にも正しく理解していただく必要があり，素人が誤った"パッチテスト"を行うと，それにより感作が成立し，遅延型アレルギー（Ⅳ型アレルギー）反応が起こってしまう危険性がある．本書読者の看護師の皆様にはぜひ注意していただきたい．

そもそも接触皮膚炎は「一時刺激性」「アレルギー性」の2種類が存在する(p.44参照)．

毛染めでは，パラフェニレンジアミンなどの酸化染料が高率に接触皮膚炎を惹起する．パラフェニレンジアミンは最近，それを含むレディーメイドのパッチテスト試薬が使用可能となったため，皮膚科で容易にパッチテストができるようになった．

毛染めトラブルに悩む患者を診た場合には，ぜひ皮膚科受診を勧めていただきたい．なお，かぶれた場合には残念ながら毛染め自体を諦めたほうがいいのであるが，オシャレな女性などはそうはいかないと思われるので酸化染料を使っていないヘアマニキュアなどを使うほうがよい．ちなみに，酸化染料を使用する製品は"染毛剤"に分類され，ヘアマニキュアは"染毛料"である．

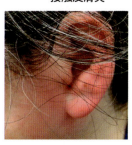

図11-6　毛染めによる接触皮膚炎

項目 No.12 ナースのニーズ No.5 四肢のスキンケア ～スキンテアをスキンケア！

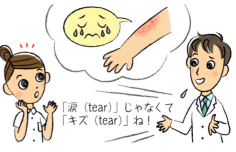

鉄則！ Skin tear 涙じゃないのよ キズなのよ

3 bare essentials

1. スキンテアは摩擦・ずれによって，皮膚が裂けて生じる真皮深層までの損傷．

2. 発症機序に生理的老化だけでなく，光老化の関与が推定される．

3. 治療は非固着性ドレッシング材や油性基剤外用薬を用いる．

スキンテアとは？

スキンテアは「Skin tear」と書く．ついつい「スキンティアー」と呼んでしまいがちであるが，これでは"皮膚の涙"という意味不明の訳となってしまう．tearという単語は読み方により2つの意味があり，正確な発音は「スキンテア」である．

スキンテアとは『皮膚の裂傷であり，脆弱な皮膚を有する患者において，軽微な外力により生ずる創傷』と捉えることができる．つまり，摩擦・ずれによって皮膚が裂けて生じる真皮深層までの損傷（部分層損傷）である（図12-1）．

図12-1 スキンテア

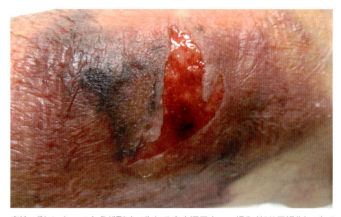

摩擦・ずれによって皮膚が裂けて生じる真皮深層までの損傷（部分層損傷）である

なお，外力が関係する天疱瘡，類天疱瘡，先天性表皮水疱

症(しょう)等の創傷については，疾患に由来するものかは判断し難いためスキンテアに含めるとされており，これらの疾患理解も重要である(p.71スキルアップコラム参照)．「スキンテア」という用語はICD10に準拠した正式病名ではないため，保険診療において病名として用いることはできない．医師など他職種とコミュニケーションをとる場合には十分注意したい．

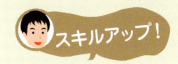

スキンテア，どんなときに使われる言葉？

高齢者など，脆弱な皮膚を持つ患者に，摩擦やズレ力などにより生ずる，裂けたような創傷を表す用語である．海外においては，看護ケアの際，例えば体位変換をする場合，健常者であれば通常裂傷に至らない程度の軽微な外力(例：ベッド柵への接触)で，皮膚表面が捲れるがごとく創傷が生じた場合，看護師による虐待と誤認されることがあり，重要なキーワードとして認識されるようになった．

◆ICD10
国際疾病分類 第10版

①スキンテアはどんな患者に好発する？

スキンテアは，高齢者の四肢に好発する．摩擦やズレ力などの物理的外力により生ずる創傷であり，表皮のみが傷害され生ずる比較的浅い創と，真皮に及ぶ深い創がある．時に表皮と真皮が分離する結果，あたかも水疱蓋(すいほうがい)のごとく，真皮と分離した表皮が創面上に残存する場合もみられる．通常，周囲には紫斑を伴うことが多い．

スキンテアが好発する高齢者の皮膚では，表皮の菲薄化(ひはくか)と表皮突起の平坦化，真皮乳頭層の毛細血管係蹄の消失が観察される(図12-2)．この変化は高齢者においては軽微な外力により，容易に表皮剥離が起こる機序を示唆するものである．

また，皮脂分泌の減少，セラミドや天然保湿因子の減少が起こり，バリア機能も低下する．

図12-2 高齢者の皮膚変化

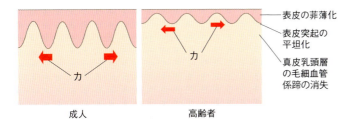

一方，真皮の老化には，「生理的老化(chronological ageing)」と「光老化(photo ageing)(p.33参照)」の2つのメカニズムが存在する．

生理的老化では，真皮は全体として萎縮し，コラーゲンおよび細胞外基質のプロテオグリカンも減少する．さらに，弾性線維も減少もしくは変性する．

光老化ではコラーゲンの変性，血管壁の肥厚，プロテオグリカンの増加や弾性線維の増加や不規則な斑状沈着，軽度の血管周囲性の炎症細胞浸潤がみられる．また，ヒアルロン酸などの細胞外基質も減少する(図12-3)．細胞レベルにおい

ても，線維芽細胞を培養した場合，老人由来では増殖能が低下することが知られている．

これらの事実から，高齢者において，とくに日光曝露が多かった患者には注意が必要であると考えられる．

図12-3 光老化のメカニズム

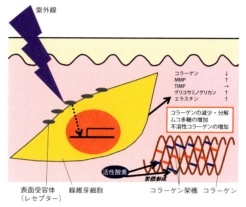

コラーゲンの変性，血管壁の肥厚，プロテオグリカンの増加，弾性線維の増加，不規則な斑状沈着，軽度の血管周囲性の炎症細胞浸潤，ヒアルロン酸などの細胞外基質も減少する

②スキンテアのアセスメント

スキンテアに関しては，日本創傷・オストミー・失禁管理学会が熱心に取り組んでおり，『日本語版STARスキンテア分類システム』を発表している．まずは，その分類を十分に理解し，スキンテアをみた場合，その分類に従い適切にアセスメントを行うことが重要である．

他方，スキンテアのリスクに関しては，先述した理由から，入院時に全身，とくに四肢の皮膚を詳細に観察し，表皮の菲薄化の有無をチェックする．それとともに，日光曝露歴を聴取するほか，紫外線により惹起された皮膚変化（項部菱型皮膚，など）の有無を注意深く観察することが重要である．

③スキンテアの対処法

通常の創傷管理と同様に，止血操作とともに十分な洗浄を行うことは大前提である．もし，表皮と真皮の分離が起こっており，表皮をもとに戻すことが可能であれば，被覆表皮で創面を覆う．そのうえで，肉芽形成・表皮化を促す外用薬や脆弱な皮膚に使用可能な被覆材を用いることが重要である．

また，光老化などで脆弱な皮膚が推定される患者に対しては，あらかじめ保湿剤などで十分なスキンケアを指導することも重要である．さらに，若年者からの紫外線防御の教育と実践も重要であると考えられる．

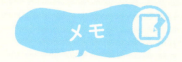

フィブラストスプレー

世界初のヒトbFGF（塩基性線維芽細胞増殖因子）製剤．血管新生作用及び線維芽細胞増殖促進作用により新生血管に富んだ良性肉芽を形成．

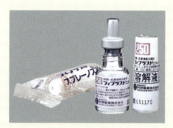

写真提供：科研製薬株式会社

アクトシン軟膏

cAMPの誘導体であるブクラデシンナトリウムを有効成分とする褥瘡・皮膚潰瘍治療剤．

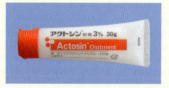

写真提供：マルホ株式会社

脆弱な皮膚への被覆材

被覆材は，各メーカーからさまざまな製品が発売されており，その特性を十分に理解して使用すべきである．また，ワセリンなどの古典的な油性基剤軟膏でもよい．

> スキルアップコラム

外力が関係する創傷の理解（スキンテアのアセスメントには必須!!）

先天性表皮水疱症

表皮水疱症は，水疱の形成する部位によって単純型，接合部型，栄養障害型の3型に大別される．四肢末梢や大関節部などの外力を受けやすい部位に，軽微な外力により水疱やびらんを生じる遺伝性疾患である．それぞれ原因となる蛋白が明らかになっている（図12-4）．

単純型と優性栄養障害型では水疱は比較的すみやかに治癒し，単純型は治癒後瘢痕も皮膚萎縮も残さないが，優性栄養障害型は瘢痕を残す．接合部型と劣性栄養障害型は一般に難治である．生下時の臨床所見では鑑別することが難しく，電子顕微鏡，免疫染色，遺伝子診断などで診断する．

図12-4 基底膜の構造

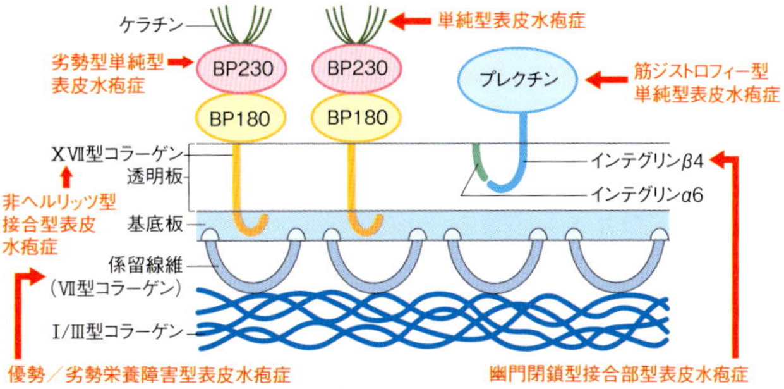

尋常性天疱瘡

本症は，表皮細胞間接着因子であるデスモグレインにIgG自己抗体が結合し，その接着機能を阻害するために水疱が誘導される．尋常性天疱瘡，落葉状天疱瘡，その他の3型に大別される．尋常性天疱瘡抗原はデスモグレイン3（Dsg3），落葉状天疱瘡抗原はデスモグレイン1（Dsg1）であり，尋常性天疱瘡はさらに粘膜優位型と粘膜皮膚型が存在する（図12-5）．粘膜優位型はDsg3に対する自己抗体のみが関与するのに対し，粘膜皮膚型はDsg3およびDsg1の両者に対する自己抗体が検出される．

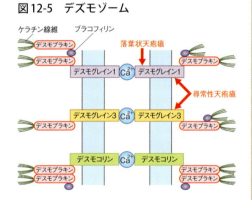

図12-5 デスモゾーム

水疱性類天疱瘡

水疱性類天疱瘡は，表皮基底膜部構成蛋白であるBP230やBP180（ＸⅤⅢ型コラーゲン）に対する自己抗体（IgG）により皮膚および粘膜に紅斑，水疱やびらんを生じる疾患である（図12-6）．なお，BP230は細胞内接着板構成蛋白であり，BP180は膜貫通蛋白である．病理組織学的に表皮下水疱がみられ，表皮基底膜部に対するIgG自己抗体が沈着する．

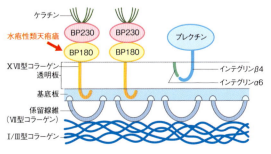

図12-6 水疱性類天疱瘡

オススメしたい！この製品

スキンテアの治療に有用な被覆材

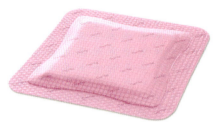

ハイドロサイトADジェントル

　ハイドロサイトに固定用のフィルムを加えた「ハイドロサイトAD」で使用されているアクリル系粘着剤を，剥離時の皮膚損傷リスクが少ないとされている"GENTLE（やさしい）"な粘着剤である．シリコーンゲルへと変更したドレッシング材．

写真提供：スミス・アンド・ネフュー株式会社

ハイドロサイト ジェントル 銀

　スルファジアジン銀含有の親水性ポリウレタンフォームが滲出液を吸収することにより，銀イオンを放出．ドレッシング内及び接触面に存在する菌に対して抗菌効果を示し，創傷被覆材貼付部位から菌が拡散するリスクを低減．

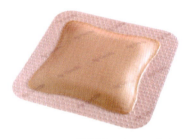

写真提供：スミス・アンド・ネフュー株式会社

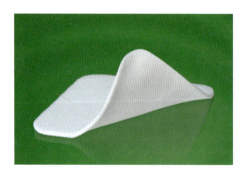

エスアイエイド

　皮膚との接触面に皮膚や創傷面への刺激が少ないシリコーンゲルを採用し，独特の密着性により，貼付時の操作性向上とともに，貼付中のズレを軽減し創傷面の安静維持を実現．また，ドレッシング交換時の創傷や周囲皮膚の組織損傷リスクを低減．

写真提供：アルケア株式会社

バイオヘッシブAg

　ハイドロコロイドが滲出液を吸収・保持し，創傷治癒に適した湿潤環境を形成するとともに，ハイドロコロイド中に含まれる抗菌薬が創傷面へ抗菌効果を発揮．

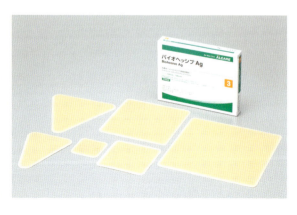

写真提供：アルケア株式会社

項目 No.13 ナースのニーズ No.1 外陰部のスキンケア〜新たな概念 Incontinence-associated dermatitis (IAD)

鉄則！ 失禁でおこる多彩な皮膚障害

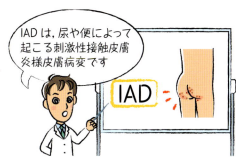

IADは，尿や便によって起こる刺激性接触皮膚炎様皮膚病変です

3 bare essentials

1. IADは失禁患者において，尿や便の化学的刺激により惹起される刺激性接触皮膚炎様皮疹がみられる．

2. 皮膚科学的な"皮膚炎"とは一部概念が異なり，あくまで病名ではない．

3. 失禁患者において，看護師がとくにケアする病態として理解し，共通アセスメントでケア力を高めることが重要である．

IADとは？

本概念は，近年看護分野でスキンテア(p.68参照)とともに注目されている概念である．"失禁による皮膚障害"を表す用語であり，「Incontinence-associated dermatitis (IAD)」とよばれるが，著者が執筆している2016年8月現在，その和訳は決まっていない．原文通り訳すと「失禁関連皮膚炎」となるが，「失禁関連皮膚障害」と訳す場合もある．なぜ訳語が問題となるかというと，これは「皮膚炎」の用語の定義が関係するためであり，著者のような皮膚科医からみた場合，診断学的に皮膚科病名とは多少の齟齬が生じる可能性があるためである．

そもそも，IADは，尿または便への曝露に起因する皮膚損傷を表す用語である．皮膚表面のpHは概ね弱酸性の4.5程度であるが，尿は4.5〜7.5，便は8.0〜8.6であり，pHの変化だけでも大きな問題となる事実は容易に理解できよう．さらに便失禁においては，排泄物中の酵素・細菌などが皮膚のバリア機能を障害する．とくに，腸管での水分吸収が不十分な水様便は多くの消化酵素を含んでおり，皮膚表面への刺激も強くなる．加えて水様便は，より表面を拡散するため障害される部位も拡大する（図13-1）．

また，尿失禁があると，尿中の尿素がアンモニアに変化して刺激となるとともに皮膚pHを上昇させる．

図 13-1 水様便による皮膚損傷

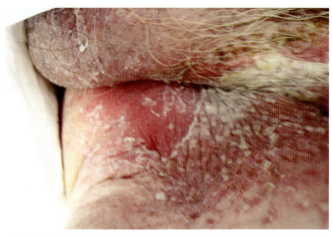

水様便は多くの消化酵素を含んでいるため皮膚表面への刺激も強くなり，さらに皮膚表面に拡散されるため，障害部位も広くなる

① IADという用語の意味

IADはスキンテアとともに，『ICD10国際疾病分類10版』には収載されておらず，病名ではない．注意すべきは，医師に本用語を用いてコミュニケーションをとったところで，あくまで病名ではないので理解されない可能性が少なくないことである．医師は，保険診療で患者を診察し，治療することがほとんどであるので，ICD10に収載された用語を用いて正しい病名をつけるということが基本中の基本なのである．

IADと同様の病態は「おむつ皮膚炎（ICD10コード：L22）」として存在するが，これ以外にも「洗剤刺激性接触皮膚炎（L240）」「刺激物質性接触皮膚炎（L249）」「会陰部カンジダ症（B372）」「外陰部カンジダ症（B373）」「外陰真菌症（B373）」という病名が存在し，IADはこれらすべてを包括する概念であると考えられ，保険診療には馴染まない側面がある．

近年，国際IAD専門家委員会より発表されたベストプラクティスによると，『IADとは，尿または便への曝露による皮膚損傷の意味である』という意が書かれている（著者訳）．また，『IADは，尿便失禁の患者に生ずる刺激性接触皮膚炎（皮膚の炎症）の一型である』とされている．さらに『カンジダ症がIADに伴って多く出現する二次感染』と書かれており，この点は皮膚疾患の病態理論に必ずしも合致しないと考えられる．

すなわち，IADは「刺激性接触皮膚炎」と書かれており，それが一番多数の要因を占めることは事実であろうが，アレル

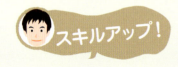

カンジダ症の発症機序

皮膚におけるカンジダ症の発症機序は，カンジダがToll様受容体（Toll-like receptor：TLR）により認識されることに始まる．TLRとは自然免疫においてウイルス・細菌の構成成分を認識し，インターフェロン（IFN）や炎症性サイトカン産生誘導やランゲルハンス細胞に作用し，炎症を惹起することで，紅斑や好中球が遊走することで膿疱をきたす（図13-2）．

図 13-2 カンジダ症の発症機序

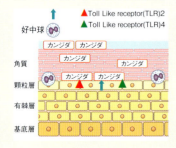

ギー性接触皮膚炎も起こりうる病態であり，その機序が異なることは前述の通りである．他方，皮膚表在性真菌症の発生機序はまったく異なる．

しかし，だからといって，著者は本概念を否定する気はさらさらなく，むしろ看護分野では広くこの概念を周知させ，失禁患者ケアの標準化を図っていただきたいと考えている．つまり，あくまで診断名ではなく看護師が広く失禁患者において注意喚起を促し，ケアを推進するための重要な概念であると考えるべきである．

IADは皮膚科学での"皮膚炎"の概念に合致しない点もあるが，たとえ失禁関連皮膚炎と訳したとしても，これは看護学の中での広義の概念であり，その中に，いわゆる狭義の湿疹・皮膚炎群（おむつ皮膚炎）や，物理化学的皮膚障害，皮膚表在性真菌症が包括されると定義すればよいと考える．

②IADの臨床像

通常，失禁部に一致して，比較的境界明瞭な紅斑を呈する．びらんや潰瘍を有する場合もあり，また紅斑上に小水疱，膿疱を呈する場合がある．紅斑の色調は淡紅色調から暗紫紅色までさまざまである．

なお，カンジダ症が疑われる場合，KOH法による直接検鏡を行い確定診断する．

③IADのスキンケア

予防的ケアとしては，皮膚に排泄物が付着しないようにすることが第一である．失禁には，腹圧性，切迫性，溢流性，機能性などのタイプがあり適切なアセスメントを行う．

実際のケアにおいては，排泄物の性状に応じたパッドを選択する．洗浄は，弱酸性の皮膚洗浄剤を用いて愛護的に洗浄し，水分をよく拭きとった後，撥水性皮膚保護剤（クリームやオイルなど）を塗布する．

接触皮膚炎の症状が高度な場合には副腎皮質ステロイド外用薬を用いるほか，真菌症には抗真菌外用薬を用いる．また，比較的湿潤傾向が少ない場合には，亜鉛華軟膏や亜鉛華単軟膏の古典的外用薬を，湿潤傾向が強い場合には，吸水軟膏を用いるとよい．

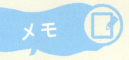

メモ

KOH法

病変部より採取した爪片をスライドグラス上に載せ，10〜30%KOHを数滴たらしカバーグラスをかぶせる．この状態で数分間静置する．この間，アルコールランプなどを用いて加温すると時間が短縮される．その後，カバーグラスを軽度圧迫し，顕微鏡で観察する．観察する際には，コンデンサーレンズを絞り込むと，真菌の輪郭がより鮮明となり観察が容易となる．

なお，KOHにジメチルスルホキシド（DMSO）を約20%混合すると鱗屑への浸透性が高まり，加温不要で便利である（図13-3）．白癬菌は比較的スムースに伸びる菌糸として観察される．隔壁を有するが，隔壁部でのくびれはない（図13-4）．時に分節胞子が観察され，カンジダとの鑑別に有用である．

図13-3　KOH法の物品

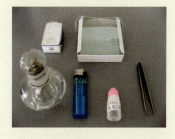

図13-4　白癬菌

オススメしたい！この製品

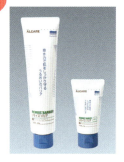

リモイスバリア

リモイスバリアは皮膚表面に保護膜を作り，便や尿などの刺激やムレから肌を保護する．

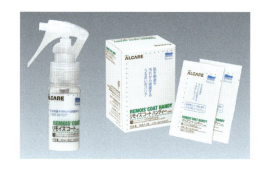

リモイスコート

透湿性と撥水性を両立する微粒子構造で，保護膜によるつっぱり感やムレ感を軽減する．ノンアルコール性．

写真提供：アルケア株式会社

オススメしたい！この製品

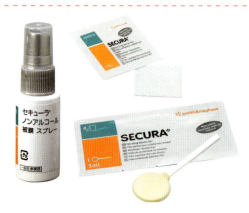

セキューラ ノンアルコール 被膜 スプレー

長時間にわたり撥水性の皮膜を形成するため，尿や便失禁，消化液，傷口からの排液，摩擦による刺激等から皮膚を保護できる．

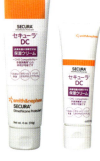

セキューラDC

皮膚の洗浄後に使用することで，皮膚に潤いを与える．撥水効果あり．

セキューラPO

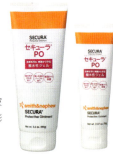

皮膚の上に撥水性の皮膜を形成して汚れから皮膚を保護．ワセリン含有成分が撥水性の皮膜を形成し，便などの刺激性の強い汚れから皮膚を保護．

リムーブ

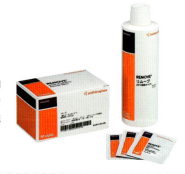

ストーマ用装具やテープ等の粘着製品の除去用剥離剤．ハイドロコロイドやアクリル系等の粘着剤を皮膚からやさしく剥がしやすくし，皮膚に残った粘着剤のべとつきも除去できる．

写真提供：スミス・アンド・ネフュー株式会社

オススメしたい！この製品

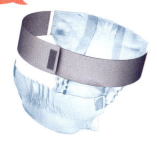

TENAフレックス

ウエストに固定したベルトにパッドを留めるだけで，理想的な形に装着可能．人間工学に基づいた設計が，交換時間の短縮，交換時の身体的・精神的負担はもちろん，介護者の身体的負担も軽減．ベルトやバックシートに全面通気性素材を採用．ベルトに伸縮性があり，体の動きにフィット．パッドが濡れると，バックシート中心の黄色い線が青に変わり，交換時期を提示．

TENAコンフォート

「フィールドライ」機能と全面通気性で肌はさらさら．トップシートに肌にやさしいアロエベラを配合．また，くびれた部分が足のつけ根にやさしくフィットし，下着感覚で装着可能．
　パッドが濡れると，バックシート中心の黄色い線が青に変わり，交換時期を提示．

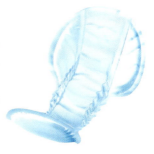

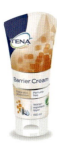

TENAバリアクリーム

撥水力を持つ成分が薄い保護膜を作り，デリケートな皮膚を刺激から保護．天然オイルが油分を補い保湿する．

写真提供：ユニ・チャームメンリッケ株式会社

オススメしたい！この製品

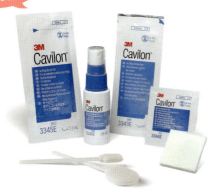

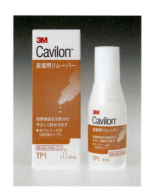

3M™ キャビロン™ 非アルコール性皮膜

撥水性の皮膜を形成し，便・尿などの汚染やテープ・粘着製品の剥離刺激等から，健常皮膚・赤みや肌荒れのある皮膚を保護．アルコール非含有．

3M™ キャビロン™ 皮膚用リムーバー

ストーマ装具や粘着製品を簡単にはがすことができる剥離剤．アルコール非含有．

写真提供：スリーエム ジャパン株式会社

スキルアップコラム

下痢の種類とその対処方法

下痢

　失禁患者や，下痢が持続する患者のスキンケアは，どの分野の看護師においても必須の知識であろう．下痢の場合，便中の水分含有量は当然増えるため，液状便により常に皮膚に刺激が加わる病態となってしまう．下痢にも2日間程度持続する「急性下痢」と慢性的に継続する「慢性下痢」が存在する．

　①急性下痢：ウイルス感染症などによる感染性のものと，薬剤などによる非感染性のものがある．ありふれた症状であるため，誰しも一度は経験したことがあると思われる．この場合，局所のケアも重要であるが，全身状態をアセスメントすることが重要である．すなわち脱水にならないよう十分注意するほか，消化管出血の有無などについても気を配らねばならない．

　②慢性下痢：悪性腫瘍や過敏性腸症候群，潰瘍性大腸炎などの炎症性腸疾患や患者本人の持続的下剤摂取などにより生ずる．これらの場合，腸内細菌叢を整えるために乳酸菌や食物繊維を摂ることが重要である．また，炎症性腸疾患では，原因の治療とともに，低脂肪食，低残渣食を摂取するように努める．

下痢の対処法

　下痢患者のスキンケアとして，排便が頻回になってしまい，物理的に皮膚を障害しないよう，ウォシュレットや人工清拭剤（表13-1）などを使用し，過度な物理的刺激を与えないようにしながら保清を図る．洗浄剤を使用する場合には，刺激の少ない弱酸性の製品を使用するようにする．また，水での洗浄が不要な乳化クリームなどを使用するのも有効であろう．在宅などで医療資源が限られる場合には，亜鉛華軟膏などを活用するのもよい方法である．

　詳しくは拙著『たった20項目で学べる　外用療法』をぜひ！

表13-1　人工清拭剤

サニーナ （花王）	スクワラン，グアイアズレンが配合されており，油分により便などの汚れを浮かすため，皮膚障害性が少ない．
乳化クリーム， リモイスクレンズ （アルケア）	スクワラン，マカデミアナッツ油，ホホバ油が配合されており，天然オイルで洗浄可能である．さらに保湿成分も配合されている． また，下痢が続くと皮膚は浸軟しやすくなるため撥水性外用薬や被膜剤を使用する．
セキューラDC， セキューラPO （スミス・アンド・ネフュー）	ともに，撥水効果があり，基剤が異なる．セキューラDCはシリコンオイルによるクリーム，セキューラPOはワセリン基剤の軟膏タイプであり，多少べとつくが撥水効果が高い．
リモイスコート （アルケア）	スプレータイプの被膜剤である．シリコンとアクリルの集合体であり，透湿性が高い保護膜をつくることができる．
亜鉛華軟膏と 亜鉛華単軟膏 （各社）	亜鉛華軟膏と亜鉛華単軟膏の配合剤である「酸化亜鉛」は，局所収斂・保護作用とともに，弱い防腐作用もあり，創面または潰瘍に散布すると散布部位が乾燥し，分泌や細菌繁殖を抑制する．「酸化亜鉛」の濃度は大きな問題ではないが，20%の場合は時に刺激感などがみられる患者が存在するので注意したい．亜鉛華軟膏と亜鉛華単軟膏は基剤が異なり，前者は「白色軟膏」，後者は文字通り「単軟膏」である．

項目 No.14 ナースのニーズ No.20 手と足そして爪のスキンケア

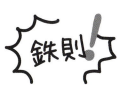

鉄則！ 紅斑と かゆい水疱 手湿疹

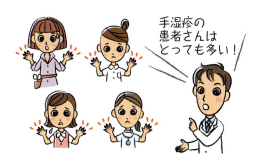

手湿疹の患者さんはとっても多い！

3 bare essentials

1 手掌には毛包脂腺系が存在しない上に，頻回の手洗いなどで，皮脂が落とされやすい環境となっている．

2 手湿疹には金属アレルギーなど原因がある場合もあり，スキンケアだけでは対処できない場合がある．

3 爪上皮をカットするネイルケアがあるが，皮膚のバリア機能の観点からは禁忌である．

手のスキンケア

手湿疹は患者数の多い皮膚疾患であり，市販薬で対処している人口を考え合わせると，悩まない人のほうが少ないくらいであろう．ドラッグストアに行っても，実に夥しい数のハンドクリームが販売されており，"これさえ塗ればぴたりと治る"的なコピーが躍る．しかし，皮膚科外来にも患者が絶えないのは，やはり市販品ではぴたりと治らないからなのであろう．餅屋は餅屋である．

手湿疹は主婦のほか，看護師などの医療従事者や美容師の手に好発する．またパソコンをよく使用する人やピアニストにも多い．この理由は，水仕事などが多く，皮脂やセラミド，天然保湿因子が容易に流出するだけでなく，手掌足底は毛包脂腺系が存在しないため，皮脂膜が十分に補われにくいことが原因とも考えられる．しかし，手掌足底は解剖学的に角層がきわめて厚く，物理化学的刺激には大いに拮抗するようにできているのは周知の通りである．

手掌に紅斑，丘疹，鱗屑など多数の皮疹が存在している（図14-1）．瘙痒を有しており，湿疹病変であることは明らかである．湿疹とはあくまで診断名であり，「湿疹三角形」とよばれる三要素を満たしていることで診断する．すなわち①瘙痒，②点状状態，③多様性であり，漿液性丘疹や充実性丘疹といった多彩な小型の皮疹が同時に存在し，瘙痒を伴う臨床像が重要である．

図14-1 手湿疹

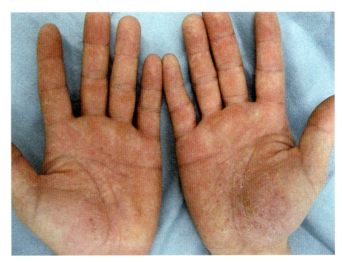

手掌に紅斑，丘疹，鱗屑など多数の皮疹が存在している

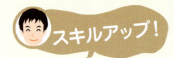

進行性指掌角皮症

なんだか難しい病名であるが，手湿疹の一型である．主に手指の先端指腹に症状が出る．水仕事だけでなく，紙幣などを扱うために，繰り返し指先に刺激が加わって起こる病態と考えられている．

ただし，著者は本症患者で銀行員の方は比較的多くみるが，超金持ちはみたことがない．考えてみれば超金持ちはむしろカード決済や小切手などで，自ら現金などは触れないのであろう．

主症状は，主に利き手の親指，人差し指，中指の指先に鱗屑がみられ，亀裂や菲薄化がみられ，時に指紋がみえにくくなる(このときこそ，犯罪し放題であろう……)．アトピー素因をもつ人に多い．

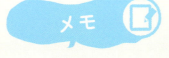

乾燥性手掌足底皮膚炎

主に若年のアトピー性皮膚炎患者に発症する手掌足底の，とくに手指と足趾に紅斑，鱗屑および疼痛を伴う亀裂が現れる．冬季の密閉性の靴およびナイロン靴下の着用がしばしば悪化をもたらすことから注意が必要である．

症状は1〜15歳の小児期に発現し，思春期に改善する．

難治性の手湿疹について，その原因として金属アレルギーが関与する場合がある．すなわち，金属による全身性接触皮膚炎において，手掌および足底は角層が厚いという解剖組織学的特性から，汗管に金属がトラップされ，湿疹変化が起こることが推定されている．実際に金属が手掌に接触して生じるわけではないことに注意すべきである．

通常，臨床所見から診断が可能である．手湿疹はなかなか難治性であるが，時に原因を有する場合があり，原因の同定と除去の試みは絶えず行うべきである．患者が日常使用している化粧品など，可能な限り持参してもらいパッチテストを行う．また，最近では金属アレルギーが原因となる場合があることが明らかとなっており，金属パッチテストを行うとよい．

原因が想定される場合にはパッチテストで原因究明を行う．原因が同定された場合，その品は今後使用禁止とする．金属アレルギーの場合，歯科金属などが原因となる場合があるので，必要に応じて歯科と連携し金属除去などを行う．

治療は副腎皮質ステロイド外用療法を行う．この場合，過度に強力なレベルの外用薬を使用してはならない．また，ハンドクリームの励行によるバリア機能の保持は重要である．

足のスキンケア

足底のスキンケアで重要な疾患として「胼胝」と「鶏眼」がある．胼胝とは，角層が外方向に肥厚した状態である(図14-2)．鶏

眼に比較して皮疹は大型で，圧痛などの自覚症状を伴わない．

図14-2　胼胝

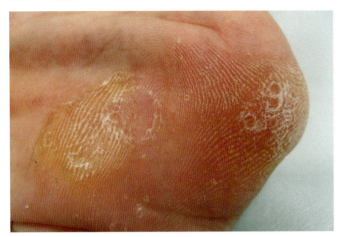

角層が外方向に肥厚した状態．圧痛などの自覚症状を伴わない

　鶏眼は角層が真皮に向かって楔形（くさび）に肥厚するため，圧痛を有する．通常，硬いままでメスや使い捨てカミソリを用い慎重に削る．患者自ら削ることを推奨すると，わずかな傷から細菌感染を起こす場合もあり，慎重に助言しなければならない（図14-3）．

図14-3　鶏眼

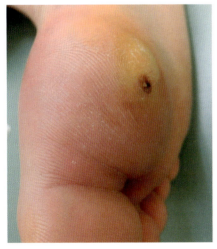

角層が真皮に向かって楔形に肥厚し，圧痛を有する

　サリチル酸硬膏を使用すれば，皮膚は軟化し容易に削れるようになるが，とくに糖尿病患者などでは感染のリスクを伴うことから，長期に漫然と添付するのは避けたほうがよい　また，糖尿病患者などでは，足背など一見胼胝の好発部位

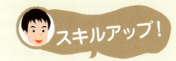

スキルアップ！

異汗性湿疹（汗疱）（いかんせいしっしん　かんぽう）

　指腹や側縁，指背，手掌に小水疱が多発する疾患（図14-4）．その後，鱗屑が主体となる．瘙痒は必発ではない．臨床像から白癬を心配して受診する患者も多い．

　この疾患の病態は未だ明らかでなく，本当にエクリン汗腺の閉塞によって起こっているのかどうかは議論があるところであり，無関係と主張する学者もいる．また，金属アレルギーの関与を指摘する考え方もあり，血中由来の微量金属が，手掌足底では角質が厚いためエクリン汗腺でトラップされ，そこで炎症を起こすという考え方である．

　初夏に多く，1か月程度で軽快するものの，毎年繰り返すことも多い．

図14-4　異汗性湿疹（汗疱）

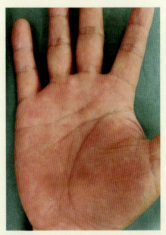

指腹や側縁，指背，手掌に小水疱が多発する

でないところにも同様の皮疹が発生することがあり，注意を要する（図14-5）．

図14-5　足背にできた胼胝様皮疹

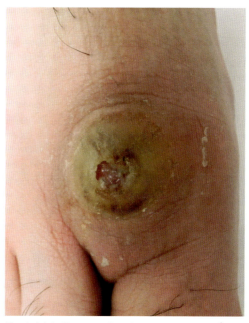

糖尿病患者などでは，足背など一見胼胝の好発部位でないところにも発生することがあり，要注意

爪のスキンケア

　年齢を重ねると爪甲が肥厚する場合も多く，とくに高齢者の爪は厚くなり自身で切るのが難しくなる．時に，患者は医師に「爪を切ってくれ」と言えず，看護師に相談することも多いのであろう．
　不適切な爪切りは陥入爪や細菌性爪囲炎を招くこととなる．また，肥厚し白色に混濁した爪は白癬である場合もあり，注意が必要である．

①爪の構造
　爪は，爪甲，爪母，爪郭，爪床の4部位からなる（図14-6）．いわゆる硬い爪が「爪甲」であり，10日で約1mm程度伸びる．爪甲の下に密着する皮膚組織のうち，遠位約2/3を「爪床」とよぶ．また，近位約1/3は「爪母」とよばれ，爪甲の発生母地つまり爪の工場である．爪甲は表皮と同様に角化により作られる．

時に，完全に角化せず核が残った状態（不全角化）は，爪甲で小さな白斑としてみえる．この白斑は"幸せの印"と称されるが無論嘘っぱちであり，著者の爪甲にもしばしば現れるが，人生不幸の連続である．

　爪郭は，爪甲の両側（側爪郭）と近位側を覆う部分（後爪郭）からなり，とくに後者は「甘皮（あまがわ）」と俗称される．

図14-6　爪の構造

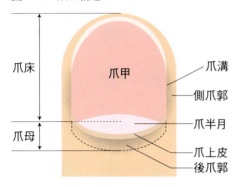

②正しい爪切り

　スキンケアを遂行するうえにおいて，爪切りも正しい方法で行わなければならない．爪切りは，爪が水分を有し，柔らかくなった状態である入浴後に行うとよい．切り方であるが，大原則は爪の角を落とさないことである（**図14-7-①，②**）．

図14-7-①　爪切りのよい例　　図14-7-②　爪切りの悪い例

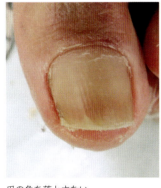 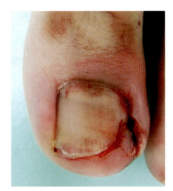

爪の角を落とさない　　　　　爪の角が落とされている

③意外に重要な爪上皮のスキンケア

　時に滑らかで光沢を有し，スラリと長い爪をもつ若い女性患者を経験する．長い爪甲は，派手なラインストーンや奇抜な3Dアートネイルより何ともスマートであるが，なぜこのような長い爪を維持できるのか不思議に思う．

> **ムダ知識!!**
>
> **ネイルサロンの爪上皮処理**
>
> 　現在，ほとんどのネイルサロンは爪上皮処理を行っている．概ね，①まず指をお湯に浸し爪上皮を軟化させ，②爪上皮を爪甲から剥離し，③カットした後，④オイルを塗りマッサージする，という手順が多いようである．それぞれの工程に専用の器具が開発されており，市販もされている．あるネイルサロンの広告には，「爪上皮は邪魔になるので定期的に手入れをする必要がある」との記載もみられた．
>
> 　筆者の解剖学の恩師は「人体に無駄は何一つないのです」講義で述べた．この研究と経験に裏打ちされた慧眼は，不勉強学生であった私に解剖学の重要性を伝えて余りある言葉であった．われわれ皮膚科医は，爪上皮の正しいスキンケアを促しながら，患者の爪上皮から多くの情報を得たいものである．
>
> 　たとえ爪上皮が若い女性から邪魔者扱いされようとも……．

　実はこのカラクリは爪上皮にあり，彼女達は爪を切る感覚で熱心に爪上皮をカットし，丹念に爪甲を磨いているのである（図14-8）．

図14-8　爪上皮をカットした爪

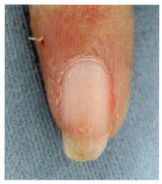

爪上皮のカットは，感染リスクが高くなるため行うべきではない

④爪上皮の構造

　爪上皮とは，近位爪郭から生ずる角質性の薄膜であり，一般的には「甘皮」と称される．組織学的には，ちょうど爪郭表皮と爪母表皮が爪甲を包むように折り返す構造をとり，角質が爪甲の伸展に従いその表面に付着して伸びていく．

　このため，爪上皮をある程度除去したところで痛みも出血もなく，とくに若い女性は整容的な面から処理を心がける傾向にある．

⑤爪上皮を処理すると……

　爪上皮の処理は，陥入爪や細菌性爪囲炎といった疾患の手がかりが失われることも皮膚科医にとっては問題であるが，それ以上に感染を誘発することが問題となる．

　爪上皮は角質であり，外部からの感染や刺激から爪を保護している．いわゆる"逆剥け"による瘭疽はよく遭遇する疾患であるが，そのたびに著者は甘皮の重要性を患者に説明している．

　また，爪上皮に過度の刺激を加えた場合，爪母に影響を与え，爪の変形や縦線を生ずる原因にもなる．爪甲に生ずる縦線は，時に爪上皮が爪甲の上に拡大してしまうこともあり整容的に大きな問題となる．爪上皮の処理は，医学的な必要性はなく，とくに感染を起こして受診する患者には，爪上皮処理の中止を指導するほうが好ましい．

⑥爪上皮のスキンケア

　薄い角層である爪上皮は，生理的に保湿力に欠ける部位である．いわゆる"逆剝け"が生じやすいのはこのためであり，瘭疽を繰り返す患者の中には，自分でむしることが癖となってしまっている人も多い（「暇つぶしに最適」と豪語する患者もいた）．

　スキンケアの観点からは，爪上皮においても保湿剤の使用が推奨される．ワセリン基剤の古典的軟膏や，保湿能に優れたヘパリン類似物質含有ローション（ヒルドイドローション）なども，その使用感のよさから患者に好評である．

⑦みどころ豊富な爪上皮

　皮膚科臨床において，爪上皮は情報の宝庫である．細菌性爪囲炎やカンジダ性爪囲炎はよく遭遇するが，前者の方が爪上皮の炎症症状がより強く圧痛もある．

　また，爪上皮の延長は全身性強皮症の診断において重要であり，多くの例で爪上皮は爪半月までを覆う．さらに，全身性強皮症と皮膚筋炎では，爪上皮における毛細血管の拡張と出血が観察され，これを契機に診断に至る例も多い（図14-9）．

図14-9　全身強皮症の爪上皮

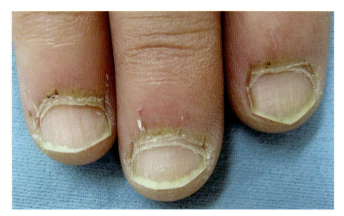

爪上皮における毛細血管の拡張と出血が観察される

　一方，全身性エリテマトーデスでは爪上皮を含めた爪囲紅斑がみられるほか，円板状エリテマトーデスが爪上皮に出現する場合があり，鱗屑を付す紅斑とともに爪上皮の先端は不整となる．

　このほか，腫瘍性疾患としてKoenen腫瘍や後天性爪囲角化腫などがよく知られている．

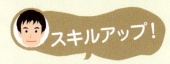

陥入爪

　陥入爪は，いわゆる深爪などの不適切な爪切りなどで，爪甲側縁先端や爪棘が周囲皮膚を損傷することで生じる．その結果，側爪郭の発赤，腫脹がみられ，さらに放置すると鮮紅色の肉芽が出現し，表面は容易に出血する（図14-10）．肉芽形成により，さらなる爪の圧迫が進み，悪循環となる．通常は疼痛を伴い，細菌感染を伴うと局所の浸出に加え，悪臭を伴う．どの爪にも起こり得るが，第1足趾に好発する．

　感染を伴うなど，症状がかなり悪化して初めて受診する患者も多く，その場合は保存的加療を行う．

　基本原則は，組織損傷の原因となる部分で，爪の皮膚への圧迫・損傷を解除することであるが，まずは抗菌薬を内服させ，肉芽組織については吸水軟膏や短期間ステロイド外用薬を用いる．

　通院が困難な場合には，水道水でよく洗浄し，こまめに外用薬を交換するように指導する．

　軽症例においては，入浴後に半米粒大に丸めた綿花を，陥入した爪甲下に詰め込み，次第に綿花を大きくしていくことで爪の形態を矯正する方法（コットンパッキング）や，病変部の側爪郭を強力な伸縮性のテープで下方に引っ張る，いわゆるテーピングで軽快する場合もあり，試みる価値がある．

図14-10　陥入爪

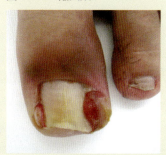

側爪郭の発赤，腫脹がみられる

爪白癬

爪白癬は，いわゆる「爪水虫」であり，真菌の一種である皮膚糸状菌による感染症である．なかでも爪白癬は，真菌の貯蔵庫となり，周囲への感染源となるため，きちんとした治療をすべきである．

本症は，手指に比較し足趾に多くみられ，とくに第1趾に好発する．周囲の炎症症状を伴うことは少なく，爪の肥厚，白濁，脆弱化がみられ，爪が脆く剥がれやすくなる（図14-11）．

図14-11　爪白癬

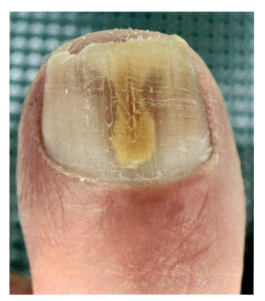

とくに第1趾に好発する．爪の肥厚，白濁，脆弱化がみられ，爪が脆く剥がれやすくなる

足白癬を合併することも多く，周囲皮膚の観察も重要である．一般にすべての手指，足趾に同時にみられることは少なく，他の爪が肥厚する疾患，白濁する疾患との鑑別が必要である．とくに内服療法を選択した場合，治療期間は長期に渡り，症状の改善をきちんと判定することが重要であることから，正しく診断しなければならない．

近年，優れた爪白癬治療外用薬が登場し，高齢者にも高い有効性が期待できるが，この場合も必ずKOH法(p.75参照)で菌糸を確認し，確定診断を行う．

①内服療法

爪白癬の完治を目指す場合には内服療法を選択する．わが

国には以下の2剤があり，併用薬の有無などを考慮するとともに，内服方法も大きく異なるため，患者の好選性を考え合わせて選択することが重要である．

処方例

例1：テルビナフィン（ラミシール）．1日125mgを分1で食後に内服させる．半年を目安に内服を続ける．

例2：イトラコナゾール（イトリゾール）．1日400mgを分2で食直後に内服させる．1週間続けた後，3週間休薬する．「パルス療法」とよばれ爪白癬に有効性が高い治療法である．これを3回繰り返す．テルビナフィンに比較し，併用禁忌もしくは注意の薬剤が多いのが特徴であり，注意を要する．

いずれの内服薬も，定期的な血液検査を行わなければならない．また，ジェネリック医薬品もあるが，吸収に違いが出ることがあり注意が必要である．

②外用療法

内服療法が不可能な患者には，外用療法を行う．広く用いられるイミダゾール系薬剤は抗菌域が広く，最近のラノコナゾール（アスタット）やルリコナゾール（ルリコン）は白癬菌に対する効果も高い．

また，白癬菌が確実であれば，チオカルバメート系のリラナフタート（ゼフナート）は白癬に対する抗菌活性が強化されている．ほとんどの抗真菌外用薬には剤型として，クリームのみならず液剤もあり，爪白癬には便利である．さらに，近年の外用薬は1日1回外用と，コンプライアンスも向上している．

ただし，爪は皮膚に比較し浸透性に劣るため，爪を軟化させる目的で尿素やサリチル酸の外用薬を併用したり，吸収を上げる目的で外用薬を塗布後，ポリエチレン薄膜で覆う密封療法を考慮するなどの工夫が必要となる．

近年，爪白癬に特化した外用薬としてエフィナコナゾール（クレナフィン爪外用液）やルリコナゾール（ルコナック爪外用液）が登場し，高い効果をあげている．高齢者などには使いやすい薬剤である．

また，肥厚した爪は，ヤスリやニッパ型爪切りを用い，こ

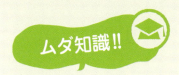

ムダ知識!!

爪甲肥厚

高齢になると，爪甲が肥厚する場合がある（**図14-12**）．

当然，爪切りが困難になり自分では切れなくなる．家庭用の爪切りではニッチもサッチもいかなくなり，ついに皮膚科受診する．ただ，患者は爪甲肥厚を疾患と認識していないのか，爪切りだけで受診することに大いに恐縮される．正直著者は大歓迎!!　である．診断も容易で，治療も副作用のない爪切りなどお安い御用だ……．ニッパ型爪切りやグラインダー（**図14-13**）を使用して，今日も爪切りに勤しむ外来であった．

図14-12　爪甲肥厚

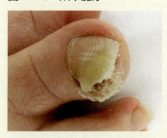

図14-13　グラインダー

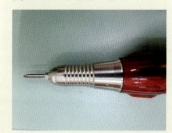

まめにネイルケアを行うことで，外用薬の有効性も向上する．局所療法であるため，内服による肝障害などの心配がなく，比較的使用しやすい．

  処方例

例1：エフィナコナゾール液（クレナフィン爪外用液10％）．1日1回罹患爪全体に塗布する．

例2：ルリコナゾール50mg（ルコナック爪外用液5％）．1日1回罹患爪全体に塗布する．

Topics

クレナフィン爪外用液10％

爪白癬治療剤　クレナフィン爪外用液10％　一般名：エフィナコナゾール

適応菌種：皮膚糸状菌（トリコフィトン属）

適応症：爪白癬

〈効能・効果に関連する使用上の注意〉

1. 直接鏡検又は培養等に基づき爪白癬であると確定診断された患者に使用すること．
2. 重症患者における本剤の有効性及び安全性は確認されていない．

用法・用量：1日1回罹患爪全体に塗布する．

〈用法・用量に関連する使用上の注意〉

本剤を長期間使用しても改善が認められない場合は使用中止を考慮するなど，漫然と長期にわたって使用しないこと（48週を超えて使用した場合の有効性・安全性は確立していない）．

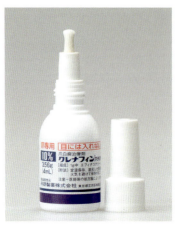

写真提供：科研製薬株式会社

項目 No.15　ナースのニーズ No.17　**皮膚感染症とスキンケア**

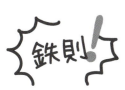

感染症予防に勝るスキンケア

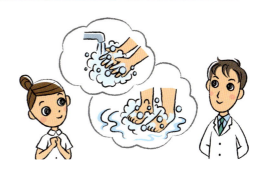

3 bare essentials

1. 皮膚感染症は皮膚のバリア機能不全も大きな原因となる．

2. 皮膚感染症のスキンケアは，適切な洗浄を行うことが重要である．

3. 白癬の予防はタオルやマットの共用の防止も重要であるが，それ以上に付着した菌を洗い流すことである．

皮膚のバリア機能が障害されると……

　バリア機能が障害された皮膚に好発する皮膚疾患の代表はやはり感染症である．放置しておくと重篤な症状となる場合があるため，発症した際には正しい治療とケアが必要となる．スキンケアを考えるうえで重要な皮膚感染症を解説する．

①伝染性膿痂疹（いわゆるとびひ！）

　伝染性膿痂疹は，夏季などに主に小児が罹患する疾患である（**図15-1-①**）．しかし，成人においてもアトピー性皮膚炎や皮脂欠乏症など，ドライスキンにより皮膚バリア機能が破綻している場合には，種々の皮膚表在性感染症が生ずる場合がある（**図15-1-②**）．水疱の存在は，黄色ブドウ球菌が表皮剥脱毒素を産生することにより，表皮細胞が離解したことを示唆する．

　放置しておくと，ブドウ球菌性熱傷様皮膚症候群（staphylococcal scalded skin syndrome: SSSS）に至る場合があり注意を要する．他方，痂疲の存在は，溶血性連鎖球菌による本症が推定される．

　また，患者の自己判断で消毒を行っている場合があり，消毒薬による接触皮膚炎も鑑別に上げなければならない．

図 15-1　伝染性膿痂疹

①小児

②成人

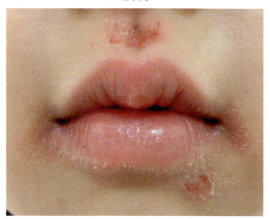
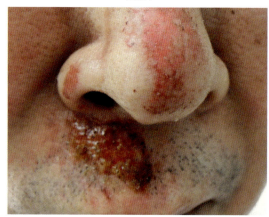

水疱の存在は，黄色ブドウ球菌が表皮剥脱毒素を産生することにより，表皮細胞が離解したことを示唆している

②尋常性痤瘡

尋常性痤瘡は毛包内に常在するアクネ菌（Propionibacterium acnes）が原因となる感染症である（図15-2）．

図 15-2　尋常性痤瘡

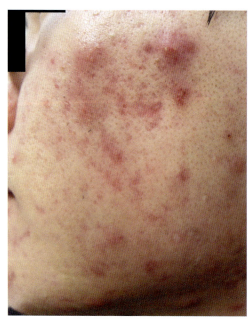

毛包内のアクネ菌が原因となる

アクネ菌は，嫌気性菌であり，酸素存在下では存在できず，通常は毛包の深部に存在する．また，皮脂腺の皮脂を分解し，脂肪酸を産生する．加齢による皮脂分泌量増加に伴い，思春期にその数はピークを迎える．

思春期には，性ホルモンの分泌増加によって皮脂腺の働き

が活発になるだけでなく，上皮の角化異常も生ずる．このため閉鎖空間となる環境下でアクネ菌は増殖し，分泌される酵素（リパーゼ）や代謝産物（プロピオン酸など）が増加することで，炎症が強くなり症状が悪化する．

なお，ブドウ球菌などヒトに対する病原性がより強い菌が毛包に感染して，炎症を起こす場合を「毛包炎」とよぶ．

③帯状疱疹

帯状疱疹は，既感染の水痘ウイルスが原因となる．水痘ウイルスは体内の神経節に潜んでおり，加齢やストレス，過労などが引き金となってウイルスに対する免疫力が低下すると，潜伏ウイルスが再活性化され，神経を伝って皮膚に到達し発症する．

まず紅暈を伴う小水疱が多発し，全体として神経の走行に沿って片側に帯状に出現する（図15-3）．この臨床像から本症を疑うことができる．

図15-3　帯状疱疹

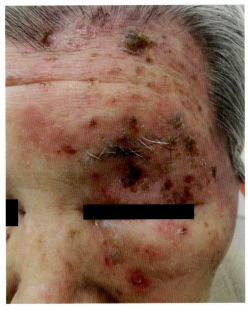

紅暈を伴う小水疱が多発し，全体として神経の走行に沿って片側に帯状に出現する

さらに疼痛の存在は本症に合致する所見である．小水疱を詳細に観察すると，中心部が窪んでおり「中心臍窩」とよばれる所見がみられる．ウイルス性発疹症に特徴的な所見であり，見逃してはならない．

なお，水疱が全身に汎発している場合には，患者の免疫低下が懸念されるため，入院精査が望ましい．

これに対し単純ヘルペスは，単純ヘルペスウイルスが原因となり，局所にみられる水疱が特徴である．口唇部や陰部に出現する（図15-4）．

図15-4　単純ヘルペス

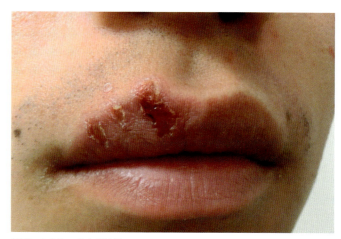

局所にみられる水疱が特徴．口唇部や陰部に出現する

とくに外陰部では，ただれなどと誤診される場合も多く，スキンケアを行ううえでは重要な疾患である．外陰部に症状が出た場合，泌尿器科や婦人科を受診する患者も多い．

初感染の場合，直接接触から7日以内に，局所の違和感や熱感を自覚する．その後，亀頭，包皮，大陰唇，小陰唇，腟粘膜に，紅斑に続いて小水疱，びらんを生ずる．水疱周囲の紅暈は，帯状疱疹に比較して軽度である．自発痛を有し，それを主訴に患者が受診する場合も多い．

一方，再発病変は知覚神経節に潜伏する単純ヘルペスウイルスの再活性化により病変が惹起される．臨床症状はやはり局所の違和感や熱感を自覚した後，亀頭，包皮，大陰唇，小陰唇，腟粘膜に，紅斑に続いて小水疱，びらんを生ずる．再発の場合，自覚症状は初感染に比較して軽度である．

④白癬

白癬は皮膚糸状菌により生ずる表在性真菌症であり，白癬，黄癬，渦状癬に分類される．わが国ではほとんどが白癬である．皮膚糸状菌は，その形態から白癬菌属，小胞子菌属，表皮菌属に分類される．

白癬を起こす皮膚糸状菌は世界には40種類以上存在するが，日本で最も頻度が高いのは，トリコフィトン ルブルムとトリコフィトン メンタグロフィテスである（図15-5）．

　また，医療従事者が気をつけておかねばならないのは格闘技愛好家などに集団発生するトリコフィトン トンズランスや，犬猫に寄生し，ヒトにも感染するミクロスポルム カニスである．このうち後者2つは湿疹に間違われ，漫然と治療されている場合があり注意を要する．

　白癬の代表的な臨床像は，白色調に浸軟した鱗屑を付す局面であるが，臨床所見での確定診断は不可能である．必ず，KOH法による真菌検査を行うべきである．

図15-5　白癬

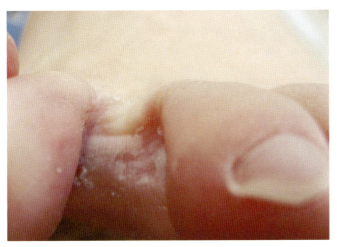

白色調に浸軟した鱗屑を付す局面であるが，臨床所見での確定診断は不可能．必ずKOH法による真菌検査を行う

⑤疥癬

　疥癬は，国内の養護施設，介護施設，長期療養型施設，それに長期入院患者のいる病院などで時に集団発生し，患者のみならず医療従事者，介護者それに職員にまで蔓延し重大な問題となる．とくに在宅をはじめとする高齢者看護において，瘙痒はきわめてありふれた訴えであり，「どうせ皮脂欠乏性湿疹だろう」とか「皮膚瘙痒症に違いない」という過信は禁物であり，瘙痒を訴える患者に対しては常に疥癬を念頭に置いてケアを行わなければならない．

　疥癬の特徴的な臨床症状と生活史，治療とケア方法を熟知せねば，患者家族のみならずアナタの家族にも感染してしまうのである！

ワンポイント！

白斑

　白色に浸軟した皮膚は，光の屈折により表面が白色に見える．これは水分を含む鱗屑であり，白斑と誤認しないように注意が必要である．

〈参考〉白斑

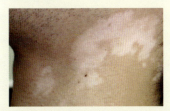

白斑は，色素脱失や局所の貧血により生じた白色の斑のことをいう

もっと詳しく!!

『皮膚の見方ナビカード』

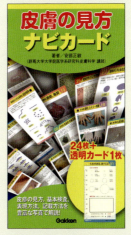

発行：学研メディカル秀潤社
カード：25枚
価格：1,400円（税別）

メモ

尋常性痤瘡の外用薬

ベピオゲル 2.5%
（一般名：過酸化ベンゾイル）

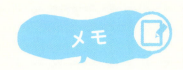

（写真提供：マルホ株式会社）

尋常性痤瘡患者において，1日1回，洗顔後に患部に適量を塗布する．

ディフェリンゲル 0.1%
（一般名：アダパレン）

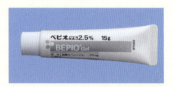

（写真提供：マルホ株式会社）

尋常性痤瘡患者において，1日1回，洗顔後に患部に適量を塗布する．

ゼビアックスローション 2%
（一般名：オゼノキサシン）

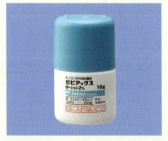

（写真提供：マルホ株式会社）

本剤の適量を1日1回，患部に塗布する．なお，痤瘡に対しては洗顔後，患部に塗布する．

◆ ピーリング効果
　表皮を物理的，または科学的に剥離し，ターンオーバーを促すこと．

　近年，疥癬に著効する内服薬としてイベルメクチンが広く使用されるようになり，治療は格段に進歩した．ちなみに，疥癬に有効なイベルメクチンは2015年のノーベル医学・生理学賞に輝いた北里大特別栄誉教授の大村智先生が発見されたものである！

対処法とケア

　各疾患は皮膚のバリア機能の低下により生ずるため，一般的なスキンケアが必要である．ただし，感染症防御のためにはむしろ乾燥させたほうがよく，皮膚の水分コントロールは漫然と行うべきではない．

　旧来のガーゼドレッシングによる乾燥環境下の創傷治療は，感染防御の側面が主であった．そのうえで，各疾患では適切な治療を行う．

①伝染性膿痂疹の対処法とケア

　抗菌薬と抗ヒスタミン薬の内服を行う．通常，経口セフェムで十分である．そのうえで，抗菌薬含有軟膏を1日数回塗布させる．早期に治癒に導くためには，亜鉛華軟膏の重層療法を加えるとよい．

　伝染性膿痂疹のスキンケアとして，患部の洗浄は非常に重要である．家庭にある洗浄剤を用い，流水で丹念な洗浄を行うように指導する．プール浴や共同入浴は治癒まで禁止する．

②尋常性痤瘡の対処法とケア

　急性期の痤瘡においては，表在性皮膚細菌感染症であるため，抗菌薬の投与が必要となる．ビタミンB群内服も選択されることが多い．

　外用薬では，マクロライド系やニューキノロン系を選択する．

　内服薬に関しては抗炎症効果を期待して，テトラサイクリン系やマクロライド系，ニューキノロン系抗菌薬が選択される場合も多い．

　最近では，アダパレンや過酸化ベンゾイル外用薬が保険適用となり，ようやく有効性の高い治療がわが国でも可能となった．長期に治療を続ける必要があるが，ピーリング効果もある．これらの薬剤はドライスキンの患者に投与した場合，

その刺激感が問題となる．この場合，適切に保湿剤を併用するなどのスキンケア指導が重要である．

毛包炎も，表在性皮膚細菌感染症であるため，抗菌薬の投与が必要となる．外用薬とともに，内服薬を選択する．

外用薬では，広く用いられる硫酸ゲンタマイシン含有軟膏は，同薬に対し耐性を有する細菌が多いので，マクロライド系やニューキノロン系の外用薬を選択する．

内服薬に関しては一般的なセフェム系抗菌薬でよいが，皮膚科領域では抗炎症効果を期待して，テトラサイクリン系やマクロライド系，ニューキノロン系抗菌薬が選択される場合も多い．

また，洗浄方法や髭剃りも剃刀などで微細な創傷をつけないなど，患者教育も重要である．

③帯状疱疹と単純性疱疹の対処法とケア

抗ウイルス薬内服を選択する．バラシクロビルやファムシクロビルは有効性が高く，可能な限り発症早期から治療を始めることが肝要である．治療開始が遅れると帯状疱疹後神経痛発症頻度が高くなることが知られている．

外用薬は，抗ウイルス薬全身投与が行われていれば，とくに抗ウイルス薬を用いる必要はない．抗生物質含有外用薬や亜鉛華軟膏などが選択されるが，著者は古典的なカチリの使用も有効性が高いと考えている．

④白癬の対処法とケア

抗真菌薬による外用療法が第一である．最近の外用薬は有用性が高く，継続使用において短期間で効果が得られることも多い．ただし，抗真菌薬による接触皮膚炎も少なからず生じることから，初回に同一外用薬を多量に処方するのは避けるべきである．

当然であるが，白癬は家族を含めた他人にも感染してしまう．入浴中よりも，足ふきマットやタオルの共用，じゅうたんなどで感染する．なお，菌が皮膚に付着しても，短時間のうちにきちんと洗浄すれば，感染に至ることはない．薄手の靴下などでの予防は不可能であり，生活指導が重要である．

⑤疥癬の対処法とケア

ストロメクトール内服が有効である．必要量を1週毎に2

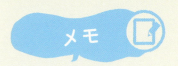

メモ

抗真菌外用薬

さまざまな抗真菌薬が市販されているが，糸状菌に特化した製品も存在し白癬に有用である．ゼフナートはまだ市販薬（OTC）化されていない薬剤である．

（詳しくは「たった20項目で学べる外用療法」で！）

ゼフナートクリーム

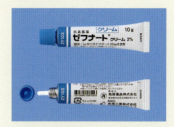

ゼフナート液

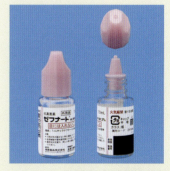

（写真提供：鳥居薬品株式会社）

【ゼフナートの作用と効果について】
真菌細胞の細胞構成成分の生合成を阻害し，抗真菌作用を示す．通常，白癬（水虫，いんきん，タムシなど）の治療に用いられる．
【用法及び用量】
1日1回患部に塗布する．

回投与することで，概ね治癒することが多い．2回必要である理由は，本剤が虫卵には効果がないため，虫卵が孵化した時点で，いわばダメ押しするためと考えてよい．

また，内服薬は爪に寄生した疥癬には無効であるため，角化型疥癬を含め，爪病変がある場合には，物理的に肥厚した爪を除去するべきである．

この他，外用薬はフェノトリン(スミスリン)ローション5%やオイラックス軟膏が用いられる．なお，オイラックスH軟膏には副腎皮質ステロイドが含有されており，局所免疫を抑える可能性が残るため，使用しないほうがよい．

本症は，集団発生など，感染が問題となる．患者どうしはもちろんであるが，医療従事者や家族にも注意を促すべきである．理論的には疥癬虫は角層に生息することから，角層を除去する方向で治療するとよい．物理的に角層を除去する，垢すりは有効であるが，施術者が感染しないように注意したい．衣服などは高熱処理で疥癬虫が死滅するので適切な処理を行う．

また，免疫不全患者などには鱗屑が蠣殻状に厚く堆積する角化型疥癬(ノルウェー疥癬)が発生する．角化型疥癬はきわめて感染力が高く，隔離して治療する必要がある(**図15-6**)．

図15-6　角化型疥癬(ノルウェー疥癬)

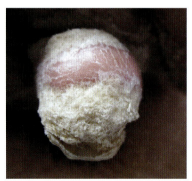

免疫が低下している患者に多く，爪に多数寄生する

スキルアップコラム

在宅患者の足白癬

　在宅患者の場合，さまざまな事情から時に抗真菌外用薬の処方ができない場合もある．

　しかし，足白癬を放置すると，皮疹はどんどん拡大するとともに，他者への感染源となる場合があるため，適切なケアが求められる．このような場合，市販薬に委ねざるを得ない場合もあり，在宅現場で活躍する看護師の苦労は想像を絶するものがある．

　近年では抗真菌外用薬も市販されているが，コストパフォーマンスの観点から患者および家族が積極的に使用しない場合も多い．その場合，抗真菌薬含有洗浄剤の使用が有効な場合がある．

　提示症例は，在宅患者で難治性湿疹として看護師よりコンサルテーションを受けた方である．皮膚科医からみると臨床的に白癬が疑われ，KOH法で真性菌糸を確認し「足白癬」と診断した（図15-7）．看護師は患者の希望を鑑み，コラージュフルフル液体石鹸（図15-8）を用い，丹念な洗浄を家族に指導した．

　コラージュフルフル液体石鹸は，抗真菌成分であるミコナゾール硝酸塩と殺菌成分を配合した低刺激性，無香料，無色素，弱酸性の洗浄剤である．家族が熱心に洗浄を実践した結果，皮疹は軽快し（図15-9），患者も大いに喜んだ．

　このように，在宅現場ではまだまだ正しい診断と適切なケアが行われていない場合も少なくないと思われ，スキンケアの重要性の啓発と周知が期待される．

図15-7　環状を呈する紅斑

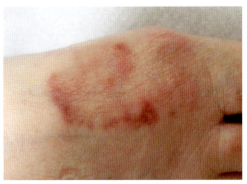

わずかに鱗屑を付す．典型的な臨床像でKOH法で「足白癬」と診断

図15-8　コラージュフルフル液体石鹸

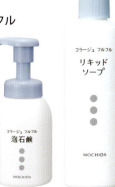

写真提供：持田ヘルスケア株式会社

図15-9　軽快した皮疹

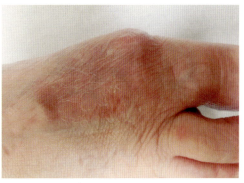

スキルアップコラム

恐ろしきマダニ咬症

著者のようなアウトドア非愛好者と異なり，アウトドア愛好者も多いわが国において，適切な対処が求められる疾患にマダニ咬症がある．知識のある患者は刺された状態で医療機関を受診する場合も多い（図15-10）．

マダニは主に山野に生息し，主にノネズミや小鳥から吸血して幼虫から若虫，成虫へと脱皮する．雌成虫はさらにウサギなどへ寄生吸血するが，このときヒトが接触するとマダニに刺されてしまう．

問題となるのは，マダニやダニ類に刺された後重篤な感染症が生ずることであり，その主なものがツツガムシ病とライム病である．

ツツガムシ病は，ツツガムシが有するオリエンチアという病原体により生ずる．ツツガムシ吸着後，約2週間の潜伏期間後に高熱が出現，さらに頭痛，筋肉痛，全身倦怠感，眼球結膜充血，咽頭発赤，肝脾腫，全身リンパ節腫脹が出現．治療が遅れれば，脳炎，肺炎の合併や播種性血管内凝固症候群や心不全で死に至る場合がある．

ライム病はマダニにより媒介されるスピロヘータの一種，ボレリア菌による人畜共通感染症である．マダニに刺された部位に紅斑を伴う丘疹が出現し，次第に紅斑は拡大する．その後，発熱，筋肉痛，頸部痛，関節痛，リンパ節腫脹がみられる．放置すると顔面神経麻痺，神経根炎，髄膜炎などをきたすことがある．

対処法としては，すみやかに医療機関を受診し，虫体を一体として刺されている皮膚ごと切除する（図15-11）．その後，テトラサイクリンの投与を行う．刺された後，虫体を発見して，無理に除去しようとすると虫体の一部が残存する可能性があり，必ず皮膚科受診を勧めるべきである．

図15-10 マダニに刺された状態で受診した患者

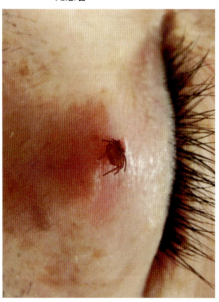

図15-11 刺された皮膚ごと切除し，摘除したマダニ

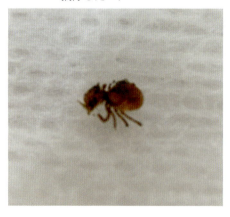

項目 No.16　ナースのニーズ No.8

社会で支えるストーマケア

鉄則！ ストーマをやさしく教えるセルフケア

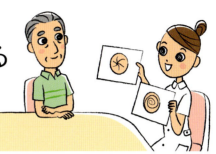

3 bare essentials

1. ストーマ周囲皮膚障害の原因として排泄物，物理的刺激，化学的刺激，感染の4点が重要である．

2. ストーマ用装具の工夫だけでなく，スキンケア製品などの使用が皮膚障害防止に有用である．

3. 近年はオストメイト向け社会インフラの整備も進んでおり，広い意味でスキンケアと捉えたい．

ストーマって？

　ストーマとは，元々はギリシャ語で「口」を意味する用語であるが，近年では「手術によって腹壁に造られた排泄口」の意味で用いられる．

　また，オストミーとは，ストーマ造設手術の意味であり，大腸癌や膀胱癌のほか，潰瘍性大腸炎やクローン病などの患者で，手術によりストーマを造設したヒトを「オストメイト」とよぶ．

　疾患の性質から，高齢者に多いものの，先天性疾患患者などでは若年者にみられることもある．

　ストーマは絶えず便や尿，消化管内容物などが排泄され，周囲皮膚にさらされる部分であることから，皮膚障害が起こりやすい部位である．とくに，一時的ストーマとは異なり，永久ストーマではオストメイト自身のセルフケアが必要となる．このため，患者教育も重要であり，ある程度のスキンケアの知識はオストメイトに対し必須となる．

　近年の医療技術の進歩により永久ストーマは減少傾向にあるが，高齢化は大きな問題となっており，年齢を重ねることでの身体機能の低下や体型の変化によるセルフケア障害が看過できない問題となっている．さらに，ストーマは痛覚がないため，オストメイト自らがそのトラブルを早期に自覚することが困難である側面も考慮しなければならない．

> スキルアップコラム

ストーマの種類

　ストーマには，小腸と大腸の「消化管ストーマ」と「尿路ストーマ」があり，それぞれ「人工肛門」「人工膀胱」とよばれる．

　小腸ストーマは，回腸ストーマとして主に右下腹部に多く造設され，大腸ストーマは下行結腸，もしくはS状結腸ストーマとして主に左下腹部に造設される．

　尿路ストーマは回腸導管，尿管皮膚瘻，膀胱瘻などがあり，左右両側に造設される．ストーマは腸管もしくは尿管が直接皮膚表面に開口するように作成され，表面は粘膜であり鮮紅色を呈する．

　ストーマはその構造上，肛門や尿道口と異なり括約筋が存在しないため，自ら排泄をコントロールすることが不可能である．そのため，尿路ストーマでは「尿収袋」が必要となり，随時排泄された尿を溜めておく．

　消化管ストーマの排泄法には「自然排便法」と「灌注排便法」が存在する．「灌注排便法」とは，「洗腸」ともよばれ，いわゆる浣腸の要領でストーマから腸内に微温湯などを注入し洗浄する方法である．

　「自然排便法」は，ストーマ部に排泄物を貯留させる装具を貼付する方法であり，構造自体は比較的単純であることから，高齢者などにおいても容易に管理できる方法として現在多く利用されている一般的な方法である．排泄物の性状は当然ストーマによって異なり，小腸ストーマでは水様便もしくは下痢便様であるが，大腸ストーマでは固形便を呈することが多い．

消化管ストーマの種類

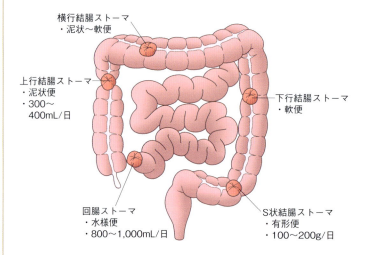

尿路ストーマの種類

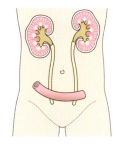

●回腸導管

回腸の一部を15〜20cm切り取り，左右の尿管をつなげる．腸の一方を閉じ，もう一方を腹部に開けた皮膚に縫い付けてストーマを造設する

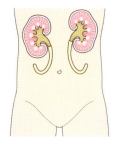

●尿管皮膚瘻（両側尿管）

両方の尿管を左右に分けて，腹部に2つの出口のストーマを造設する

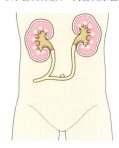

●尿管皮膚瘻（一側合流尿管）

片方の尿管をもう一方の尿管に縫いつけ，1つの出口のストーマを造設する

ストーマ周囲皮膚障害

ストーマ周囲皮膚障害の原因として，①排泄物による刺激，②物理的刺激，③化学的刺激，④感染による刺激，の4つが重要である．

①排泄物による刺激

消化管ストーマにおいては，便による刺激が問題となる．便はアルカリ性であり，また消化管に存在する消化酵素もストーマ周囲皮膚に直接接触することから皮膚障害を惹起する．とくに水様便では消化酵素が多く含まれており，小腸ストーマでは大きな問題となる．

また，尿路ストーマでは，尿中に含まれるアンモニアなどが刺激となる．病変が長期に及ぶ場合，偽上皮腫性肥厚（ぎじょうひしゅせいひこう）がみられる場合もある．

排泄物そのものによる一時刺激は，もちろん重要な皮膚障害の原因となるが，これ以外にも排泄物が長期に皮膚表面に貯留する点も考慮する必要がある．この点，適切なストーマ用装具が使用されているかどうかは重要であり，面板ストーマ孔ストーマのサイズがきちんと合っているかどうかを確認する．さらに，ストーマ用装具接着部位が，腹壁などにより適切でない可能性を排除する必要がある．

また，セルフケア患者においては，ストーマ装具の交換間隔が長くなっていないかどうかを確認しなければならない．

②物理的刺激

ストーマ用装具は皮膚と長時間接触するものであり，剥離刺激などにより皮膚障害を起こす．

ストーマ用装具は，面板とパウチからなる．面板とはストーマ周囲皮膚に粘着させるための皮膚保護剤を有する部分である．他方，パウチは面板に接着し，ストーマから排泄物を溜める袋である．面板とパウチが一体となった製品は「ワンピース装具」とよばれ，別々のものを「ツーピース装具」とよぶ．

面板には，その形状の違いから「平型」と「凸型」とよばれる2つのタイプがある．平型は，ストーマ自体が高さを有し，ストーマ周囲の腹壁が平坦な場合によい適応となる．凸型は，ストーマ自体が周囲皮面と比較しても低い，もしくは陥没している場合にもよい適応となる．

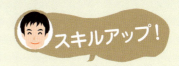

スキルアップ！

ABCD-Stoma®

ストーマ周囲皮膚障害の重症度評価のスケールには，日本創傷・オストミー・失禁管理学会が開発した「ABCD-Stoma®」がある．

ABCD-Stoma®は，
・Adjacent（近接部）のA
・Barrier（皮膚保護剤部）のB
・Circumscribing（皮膚保護剤外部）のC
・Discoloration（色調変化）のD
よりネーミングされている．

ABCD-Stoma®は，あくまでもストーマ周囲皮膚の重症度を評価するスケールであるため，ストーマ粘膜の評価は行わず，ストーマ周囲皮膚障害の部位と程度，ならびに色調の変化の有無によって評価する．

ABCD-Stoma®は，日本創傷・オストミー・失禁管理学会のホームページ（http://www.jwocm.org/pdf/abcdstoma3.pdf）よりダウンロードが可能である．

ストーマのサイズにより面板に孔を開け，皮膚に貼付する．面板の孔によって，自ら穴を開ける自由孔型，一定の孔が作成されている既成孔型が存在する．また，面板には板状，練状，粉状を呈する皮膚保護剤が付いており，粘着剤の役割をもつ．皮膚保護剤の耐久性はその成分だけでなく，ストーマ周囲腹壁の形状，気候や体重の変化などが関係する．なお，パウチには，消化管用と尿路用がある．

③化学的刺激
　ストーマ用装具の粘着テープや，皮膚保護剤などによる接触皮膚炎などが化学的刺激の原因となる．当然，遅延型アレルギーによる接触皮膚炎も念頭に置かなければならない．接触皮膚炎は皮膚保護剤や粘着テープ貼付部位に起こるため，ストーマの外周部位に皮膚障害が生ずる．
　また，時に長時間のストーマ用装具の接着による発汗により，浸軟をきたしてしまう場合もあり，この場合には装具交換の間隔を短くする必要がある．
　アレルギー性接触皮膚炎を疑った場合には，パッチテストなどで原因検索を行うべきである．

④感染による刺激
　ストーマ用装具貼付部位は閉鎖空間となるため，外用薬の密封療法を行った場合と同様，感染が問題となる．毛包炎などの細菌感染や，カンジダなどの真菌感染が起こりやすい．
　また，オストメイト側の要因で，低免疫や免疫抑制状態にある場合，感染のリスクは一層増すこととなる．

ストーマにおけるスキンケア

　ストーマ周囲の皮膚を健康に保ち，ストーマ用装具による皮膚障害を防ぐためには，先述した4項目に挙げた原因の除去を図るべきである．ただし，これらの原因は決して独立して存在するものではなく，オストメイトでは，それら複数の要因が複雑に関与して皮膚障害を惹起している場合が多い．
　ストーマ用装具のみでなく，スキンケア製品などを含むいわゆる「アクセサリー」とよばれる製品の使用が皮膚障害防止に有用であり，それらの特性を十分理解して適切に用いることが重要である．アクセサリーには，固定具・皮膚被覆剤・

凸型嵌め込み具・粘着剥離剤・脱臭剤・腹帯・袋カバー・洗剤・皮膚被膜剤・はさみ・計測具などが含まれる．

ストーマ用装具の最近の進歩としては，皮膚科学の視点に立脚した新製品の登場であろう．

①セラミド配合皮膚保護剤ストーマ用装具

皮膚の保湿能におけるセラミドの重要性は，皮膚科学においては常識である．近年，保湿剤などスキンケア用品においてはセラミドを配合することで，その目的を達する製品が多く市販されているが，ストーマ用装具にもこのような製品が登場した．

従来の皮膚保護剤は，親水性／疎水性ポリマーの配合・成型を調整もしくは工夫することで，物理的あるいは化学的刺激を回避しようとしていたが，ツーピース装具であるセルケア2は，皮膚保護剤にヒト型セラミドを含有させることで，ストーマ用装具着用中でも，高いバリア機能を維持することを目的に開発された製品である．

また，粘着力と凝集力のバランスを見直すことで，物理的刺激も極力低くしている．面板は薄くかつ柔らかい素材を使用することで腹壁との接着性も改善されている．この製品にはコンパクトなドーム型パウチも装着可能であり，オストメイトの入浴や水泳も可能である．

この他には，伸縮性を重視した製品も開発されており（センシュラ®ミオ），有用性が高い．

②粘着剥離剤

ストーマ用装具を着脱する際に，皮膚保護剤の粘着性による表皮剥離を軽減するために用いる．石油系溶剤にアルコールを含んだ製品が大半を占める．

最近では，非アルコール性の低刺激性製品（3M™ キャビロン™皮膚用リムーバー）も登場しており，有用性が高い．

③皮膚保護剤

排泄・分泌物の皮膚への接触を防止し，皮膚を生理的状態に保つ作用のある吸水粘着剤であり，面板とパウチの隙間を埋めるために別売りされているものがある．プロケアーソフトウエハー・リングなどの板状皮膚保護剤，カラヤペーストなどの練状皮膚保護剤，バリケアパウダーなどの粉状皮膚保

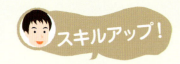

スキルアップ！

オストメイト

近年，オストメイトという用語は広く認知され，市中の公共施設においてもオストメイト用化粧室などが整備されるようになった．今回記載した通り，オストメイトのスキンケア目的に，さまざまな製品が開発され広く用いられるようになった．

しかしながら，セルフケアをするオストメイトはあくまで素人である．著者が，オストメイトの集いに参加した際には，想像以上にストーマ周囲皮膚障害に悩んでいるオストメイトが多く，相談する機会の少なさを訴えていた．実際，その場での著者への質問は，きわめて初歩的なスキンケアに関する事項がほとんどであった．

最近では公共トイレや新幹線のトイレにおいてもオストメイト用の設備が整っている（図16-1，2）．オストメイトの苦悩は医療従事者であれば容易に想像できるものであり，インフラ整備も広い意味でのスキンケアとして理解する必要があろう．

なお，同じ新幹線のトイレでもオストメイト用設備はJR東日本とJR東海で異なる．

図16-1 公共トイレのオストメイト用の設備

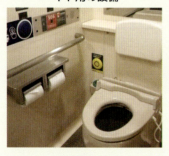

図16-2 新幹線のトイレのオストメイト用設備

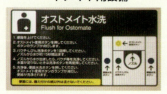

護剤がある．

板状皮膚保護剤と練状皮膚保護剤は主としてストーマ用装具と皮面の隙間を埋め排泄物の漏れを防ぐ目的で用いられ，粉状皮膚保護剤は排泄物とその水分を吸収し，ストーマ周囲皮膚を保護することを目的とする．

看護師の間では，時にストーマ以外でも，粉状皮膚保護剤を古典的な油性軟膏と混合する自家製剤として皮膚保護の目的で使用されることも多い．

④皮膚保護膜形成剤

塗布することで撥水性の均一な被膜を形成することで，排泄物汚染，テープ・粘着製品の物理的刺激等から皮膚を保護する．

最近では，3M™キャビロン™非アルコール性皮膜，TENAバリアクリームなどが市販されており，有用性が高い．

⑤皮膚保湿洗浄クリーム

水を使うことなく，洗浄と保湿が図れるクリームも発売されており，オストメイトにも重宝されている．

天然オイルで汚れを浮き上がらせ，拭き取るだけで洗浄と保湿が可能なリモイスクレンズなどが発売されており，使用後，ストーマ用装具をすぐに貼付することも可能である．

⑥抗菌薬含有石鹸

ストーマ用装具の使用により，時に周囲皮膚に真菌感染などが生ずる．皮膚科医であれば，KOH法(p.75参照)により真菌検査を行い，適切な抗真菌薬の処方が可能であり，細菌感染症であれば抗菌薬内服もしくは外用療法が可能である．

ただし，何らかの理由でこれらの治療ができない場合，ストーマ周囲の皮膚感染症に対し，トリクロサンとミコナゾール硝酸塩を配合したコラージュフルフル液体石鹸の使用が有用な場合があり，考慮してもよいケアである．

⑦副腎皮質ステロイド外用薬

ストーマ用装具により接触皮膚炎が生じた場合に適応となる．注意すべきは，面板使用部などに塗布することになるので，密封療法などの注意点をオストメイトに伝える必要がある．

また，基剤選択も重要であり，油性基剤を選択した場合，比較的多量に使用するとストーマ用装具の接着が阻害されてしまう恐れもある．時にこの観点からローション剤の選択を強調する場合があるが，乳剤性ローション剤の場合，適切な使用量を順守しなければ，やはりストーマ用装具の接着に問題が生ずる．

オススメしたい！この製品　セラミド配合皮膚保護剤ストーマ用装具

セルケア1・U

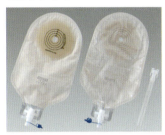

面板とストーマ袋が一体になっているので，装着時の違和感も軽減．ダブルロック口具により，レッグバッグや採尿バッグの接続もスムーズ．

セルケア1・Dcキャップ

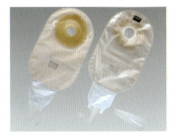

ソフトタイプの口具により，水様便～泥状便の場合でも外部から圧搾（ミルキング）し，排出することができる．においや便漏れを防ぎ，目詰まりした場合に機能を回復する"通気回復フィルター"を採用．

イレファインTD-30

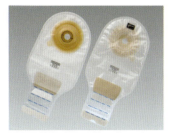

面板にはアルカリ性の強い排泄物から皮膚を保護する，高緩衝能皮膚保護剤を使用．面板に水様便の漏れ込みを防ぐ，セーフティプレートを使用．

写真提供：アルケア株式会社

オススメしたい！この製品　皮膚保湿洗浄クリーム

リモイスクレンズ

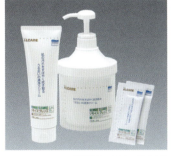

写真提供：アルケア株式会社

天然オイルで汚れを浮き上がらせ，拭き取るだけで皮膚の保清が図られる．保湿剤が配合されており，これだけでもバリア機能の改善が図られる．

オススメしたい！この製品　粘膜剥離剤

3M™ キャビロン™ 皮膚用リムーバー

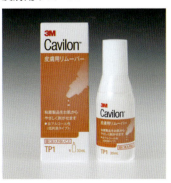

写真提供：スリーエム ジャパン株式会社

非アルコール性で低刺激．皮膚にやさしく，剥がした後の洗浄もラクに行える．

オススメしたい！この製品　皮膚保護剤

プロケアーソフトウエハー・リング

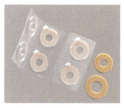

ストーマ周囲のシワやくぼみの補正に用いる．適度な柔らかさで，ハサミを使わずに，手でも加工が可能．ストーマ周囲に使用しやすいリング形状で，各種ストーマ装具の面板とよくなじむ両面粘着タイプ．

写真提供：アルケア株式会社

カラヤペースト

写真提供：ホリスター

天然カラヤガムを使用した練状皮膚保護剤．排泄物の漏れを防ぎ，ストーマ周囲の皮膚を保護．

バリケアパウダー

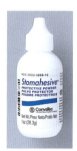

水分を吸収してゲル状になり，排泄物の刺激から皮膚を保護する補正用皮膚保護剤．粉状親水性コロイド成分．

写真提供：コンバテック株式会社

オススメしたい！この製品　皮膚保護膜形成剤

3M™ キャビロン™ 非アルコール性皮膜

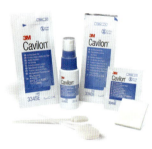

非アルコール性の被膜剤．撥水効果を約72時間発揮し，体液の浸透を防止．

写真提供：スリーエム ジャパン株式会社

TENAバリアクリーム

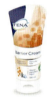

失禁により浸軟する部位などに使用する保護剤．ワセリン，グリセリンなどを配合したTENAバリアクリームを朝晩の清拭やパッド交換時などに使用し，水様便が続く場合などは，2～3時間毎に使用すると効果がある．

写真提供：ユニ・チャーム メンリッケ株式会社

オススメしたい！この製品　抗菌薬含有石鹸

コラージュフルフル液体石鹸

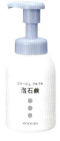 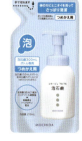

コラージュフルフル液体石鹸，および泡石鹸は，細菌に対しトリクロサン，真菌に対しミコナゾール硝酸塩を配合した石鹸であり，カンジタ感染症を含む陰部洗浄や褥瘡周辺部位の洗浄，その他フットケア，顔面脂漏性皮膚炎の清潔保持，カンジタ菌・癜風菌・白癬菌感染が考えられる陰部以外の全身の清潔保持に使用可能．

写真提供：持田ヘルスケア株式会社

項目 No.17 ナースのニーズ No.14 透析と頑固なかゆみ

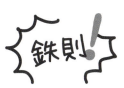

鉄則！ 透析のかゆみ 攻めるは2方向

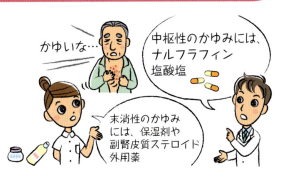

3 bare essentials

1 透析による瘙痒には"中枢性"と"末梢性"がある．

2 中枢性の瘙痒に対しては，オピオイドκ受容体作動薬のナルフラフィン塩酸塩が著効する．

3 末梢性の瘙痒に対しては，保湿剤と副腎皮質ステロイド外用薬を用いる．

透析患者の皮膚症状

透析患者にはさまざまな皮膚症状がみられ，瘙痒や色素沈着，ドライスキン，接触皮膚炎，晩発性皮膚ポルフィリン症，透析アミロイドージス，皮膚石灰沈着症，後天性穿孔性皮膚症などは頻度が高い．なかでも「瘙痒（かゆみ）」は大多数の患者にみられる．

瘙痒は患者のQOLを大きく損なうものであり，早期発見と治療が肝要である．透析患者における瘙痒制御は薬物療法のみではなく，予防や生活指導など多岐にわたるアプローチが必要である．

血液透析患者に生ずる瘙痒には，「中枢性瘙痒」と「末梢性瘙痒」の2つの機序があることがよく知られている．

中枢性瘙痒は，血液透析患者の血漿中のβ-エンドルフィンにより，オピオイドμ受容体の活性化による機序が推定されており，既にオピオイドκ受容体作動薬のナルフラフィン塩酸塩が臨床応用され高い効果を挙げている．

末梢性瘙痒は，皮膚局所における瘙痒であり，その制御には副腎皮質ステロイド外用薬だけでなく，透析患者の皮膚の病態生理に応じた保湿剤などを含めた総合的対応が必要となる．

透析患者の瘙痒に対処するためには，まず皮膚の構造と機能を理解し，正しい診断とともに，外用薬を含めた治療薬およびスキンケアの基本を熟知することが求められる．

①透析患者における中枢性瘙痒

　血液透析患者における瘙痒の発症は，複数の要因が存在する．カルシウムおよびリン代謝異常による2次的な副甲状腺機能亢進，皮脂欠乏症，汗腺異常ヒスタミン濃度の上昇などの末梢性因子が関与する．

　一方，中枢性因子としては内因性オピオイドの関与が指摘されている．血液透析患者の血漿中ではβ-エンドルフィン濃度が上昇しており，オピオイドμ受容体の活性化が生じている．血液透析患者の瘙痒に対し，抗ヒスタミン薬が無効である事実は日常臨床でもよく経験するところであり，実際オピオイドκ受容体作動薬のナルフラフィン塩酸塩が優れた効果を示す．

　オピオイド受容体は主としてμ，δおよびκ受容体の3つのサブタイプが存在する．これら受容体の特性は異なり，κ受容体はμ受容体と相反する薬理作用を示す．血液透析患者の瘙痒には，μ受容体の活性化が関与しており，血液透析患者の瘙痒に対するオピオイドκ受容体作動薬であるナルフラフィン塩酸塩の効果が理解できる．

②透析患者における末梢性瘙痒

　透析患者においては，皮脂欠乏状態すなわちドライスキンが大きな問題となる．透析患者においては，たとえ，かゆみがみられなくとも，保湿を踏まえたスキンケアは将来的な瘙痒予防の観点からも大変重要である．

　透析患者にみられる皮脂欠乏性湿疹は，腹部や下肢を中心に好発する．皮膚は一見光沢を失い，表面に細かな鱗屑を付す乾燥局面に，時に小さな紫斑がみられることが特徴である．図17-1にその発症機序を示す．

図17-1　皮脂欠乏性湿疹の発症機序

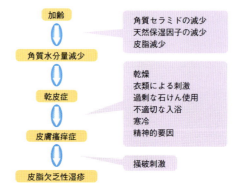

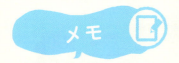

レミッチカプセル2.5μgの用法・用量

　血液透析患者および慢性肝疾患患者におけるそう痒に適用．使用法は，ナルフラフィン塩酸塩として1日1回2.5μgを夕食後，または就寝前に経口投与する．なお，症状に応じて増量することができるが，1日1回5μgを限度とする．

レミッチカプセル2.5μg

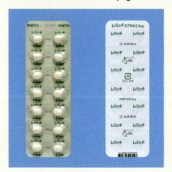

写真提供：鳥居薬品株式会社

これに示す通り，皮脂欠乏性湿疹はドライスキンに何らかの環境因子が加わることで発症する．保湿を図るとともに，生活環境を整えることを含めて「スキンケア」と捉えるべきであろう．

透析患者は「ドライスキン」が瘙痒の増悪因子となるほか，近年の機密性の高い住居とエアコンディショニングの完備という生活環境の変化や，過度な清潔概念の普及による石鹸（とくに液体石鹸）の過度な使用は，さらなる「ドライスキン」の増加を促している．

対策としては，理論上は先述の通り，①皮脂膜，②天然保湿因子，③セラミドを補えばよく，モイスチャライザー（水分と結合）効果およびエモリエント（被膜をつくる）効果をもった保湿剤を用いるとよい．

基剤として用いられるワセリンや親水クリームなどの外用薬も保湿能を有し，安全性や経済性の面で優れている．ヘパリン類似物質含有外用薬は保湿効果が高く有効性が高い．剤型も豊富で，塗りやすい油中水型クリームや水中油型ローションがあり使用感も良好である．尿素軟膏含有外用薬も保湿効果が高い．

湿疹化した場合における第一選択薬は副腎皮質ステロイド外用薬である．

副腎皮質ステロイド外用薬はその強さにより5ランクが存在する（**図17-2**，**表17-1**）透析患者に実際に使用する場合には，副腎皮質ステロイド外用薬の副作用を熟知しておく必要がある．

主な副作用を**表17-2**に示す．

③その他の皮膚症状

この他，透析患者の皮膚に好発する皮膚疾患を以下に略説する．

晩発性皮膚ポルフィリン症

春から夏にかけて，顔面や手背などの日光露出部位に水疱が多発する．その後，皮疹は軽度の瘢痕（はんこん）や萎縮（いしゅく），色素沈着となり治癒するが，これを繰り返す．本症は，肝臓におけるウロポルフィリノーゲンデカルボキシラーゼ活性低下により，ウロポルフィリンが皮膚に蓄積するために皮疹が生じ，血液透析が誘因となる．

表17-1 副腎皮質ステロイド外用薬の分類

分類(強さ)	代表的商品名	(濃度)一般名	軟膏	クリーム	ローション	テープ
strongest	デルモベート	(0.05%)クロベタゾールプロピオン酸エステル	○	○	○	
strongest	ダイアコート, ジフラール	(0.05%)ジフロラゾン酢酸エステル	○	○		
very strong	アンテベート	(0.05%)ベタメタゾン酪酸エステルプロピオン酸エステル	○	○	○	
very strong	マイザー	(0.05%)ジフルプレドナート	○	○		
very strong	フルメタ	(0.1%)モメタゾンフランカルボン酸エステル	○	○	○	
very strong	トプシム	(0.05%)フルオシノニド	○	○	○	
very strong	リンデロン-DP	(0.064%)ベタメタゾンジプロピオン酸エステル	○	○		
very strong	ビスダーム	(0.1%)アムシノニド	○	○		
very strong	ネリゾナ	(0.1%)ジフルコルトロン吉草酸エステル	○	○		
very strong	パンデル	(0.1%)酪酸プロピオン酸ヒドロコルチゾン	○	○	○	
strong	メサデルム	(0.1%)デキサメタゾンプロピオン酸エステル	○	○	○	
strong	エクラー	(0.3%)デプロドンプロピオン酸エステル	○	○		
strong	リンデロン-V	(0.12%)ベタメタゾン吉草酸エステル	○	○	○	
strong	プロパデルム	(0.025%)ベクロメタゾンプロピオン酸エステル	○	○		
strong	ザルックス	(0.12%)デキサメタゾン吉草酸エステル	○	○		
strong	フルコート	(0.025%)フルオシノロンアセトニド	○			
medium	ロコイド	(0.1%)ヒドロコルチゾン酪酸エステル	○	○		
medium	キンダベート	(0.05%)クロベタゾン酪酸エステル	○			
medium	リドメックス	(0.3%)プレドニゾロン吉草酸エステル酢酸エステル	○	○	○	
medium	レダコート	(0.1%)トリアムシノロンアセトニド	○	○		
medium	アルメタ	(0.1%)アルクロメタゾンプロピオン酸エステル	○			
medium	オイラゾン	(0.05%0.1%)デキサメタゾン		○		
medium	パルデス	(0.05%)クロベタゾン酪酸エステル		○		
weak	ドレニゾン	フルドロキシコルチド				○
weak	プレドニゾロン	(0.5%)プレドニゾロン		○		
合剤	リンデロンVG	(0.12%)ベタメタゾン吉草酸エステル・(0.1%)ゲンタマイシン硫酸塩	○	○	○	
合剤	フルコートF	(0.025%)フルオシノロンアセトニド・(0.35%)フラジオマイシン硫酸塩	○			
合剤	ベトネベートN	(0.12%)吉草酸ベタメタゾン・(0.35%)フラジオマイシン硫酸塩	○	○		
合剤	テラ・コートリル	(1%)ヒドロコルチゾン・(3%)塩酸オキシテトラサイクリン	○			
合剤	テトラ・コーチゾン	(1%)ヒドロコルチゾン酢酸エステル・(3%)オキシテトラサイクリン塩酸塩	○			
合剤	強力レスタミンコーチゾンコーワ	(1%)ヒドロコルチゾン酢酸エステル・(0.1%)ジフェンヒドラミン塩酸塩・(0.35%)フラジオマイシン硫酸塩	○			
合剤	エキザルベ	(0.25%)ヒドロコルチゾン・混合死菌浮遊液	○			
合剤	オイラックスH	(0.25%)ヒドロコルチゾン・(10%)クロタミトン		○		
合剤	グリメサゾン	(0.1%)デキサメタゾン・(0.2%)脱脂大豆乾留タール	○			

図17-2 副腎皮質ステロイド外用薬の分類

強 → 弱
薬の強さ

- Ⅰ群 ストロンゲスト【Strongest：SG】
- Ⅱ群 ベリーストロング【Verry Strong：VS】
- Ⅲ群 ストロング【Strong：S】
- Ⅳ群 マイルド（ミディアム）【Medium：M】
- Ⅴ群 ウィーク【Weak：W】

表17-2 副腎皮質ステロイド外用薬の主な副作用

- 皮膚萎縮
- 酒さ様皮膚炎
- 皮下出血
- 接触皮膚炎
- 口囲皮膚炎
- 痤瘡
- 感染症（細菌・真菌・ウイルス）
- 多毛
- 続発性副腎機能不全
- リバウンド

また，連続性携行性腹膜透析（CAPD）は血球破壊がないため貧血が起こりにくいことが知られているが，その反面，血清鉄が増加する傾向にあるため注意が必要である．

診断には，ウロポルフィリン，コプロポルフィリンの尿中および糞便中の排泄増加を確認する．

透析アミロイドーシス

皮膚の真皮上層におけるアミロイドの沈着により，紅斑，丘疹（きゅうしん），紫斑（ひかけっせつ），皮下結節や巨大舌などさまざまな皮膚症状を呈する．長期血液透析患者にみられ，血液透析で除去されにくいアミロイドの前駆蛋白の$\beta 2$-ミクログロブリンが沈着する．

この他，手根管滑膜や関節，心臓，血管，消化管にも沈着する．

皮膚石灰沈着症

皮膚に多量のカルシウムが沈着することで，黄白色調を呈する硬い結節がみられる．

後天性穿孔性皮膚症

四肢や体幹に，角栓を有する小豆大程度の硬い褐色調を呈する丘疹や結節が多発する．これは外傷などにより，変性した真皮成分を経表皮的に排出するためであり，透析患者では

メモ

副腎皮質ステロイド外用薬

さまざまな副腎皮質ステロイド外用薬が市販されているが，副腎皮質ステロイドの強さのみならず，外用薬の基剤にも注目し選択したい．アンテベート軟膏は基剤に不純物を除外したワセリン（サンホワイト）と用いており有用性が高い．なお，後発医薬品の場合，基剤が異なる場合もあるので注意したい．

（詳しくは「たった20項目で学べる外用療法」で！）

アンテベート軟膏

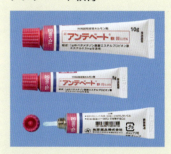

アンテベートクリーム

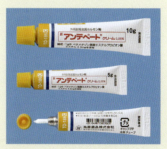

（写真提供：鳥居薬品株式会社）

【アンテベートの作用と効果について】
皮膚の炎症をおさえる働きがあり，赤み，はれ，かゆみなどの症状を改善するステロイド外用薬である．
通常，湿疹や皮膚炎，乾癬などの治療に使用する．

【用法及び用量】
通常，1日1～数回，適量を患部に塗布する．

比較的よくみられる症状である(図17-3).

図17-3　後天性穿孔性皮膚症

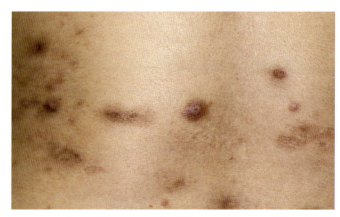

四肢や体幹を主体として，中央に角栓を有する小豆大の褐色の丘疹や結節が多発する

色素沈着

透析患者では色素沈着が少なからずみられる．色素沈着はびまん型，アジソン型，肝斑型に分類される．透析患者の色素沈着は注意して観察すると，さまざまな色調が混在している所見がみられる．

この事実は，成因が単一でないことを示唆しており，色素沈着は透析導入によるものではなく，慢性腎不全が原因と推察されている．

接触皮膚炎

シャント部や穿刺部において，湿疹病変がみられることがあり，注意を要する．穿刺による刺激や，固定法とその剥離に加え，時に消毒薬や薬剤などによる接触皮膚炎が生ずる．搔破により二次感染を生ずることもある．

早期から適切なレベルの副腎皮質ステロイド外用薬を用いるとともに，皮膚剥離刺激の少ない固定材を用いる(図17-4).

図17-4　皮膚刺激の少ない固定材

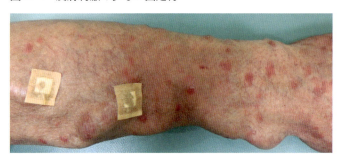

スキルアップコラム

糖尿病と皮膚

糖尿病患者には多彩な皮膚疾患がみられる．有名なところでは糖尿病性潰瘍や水疱であろうが，スキンケアの担い手である看護師は特殊な皮疹を知るか知らないかで，その技量に差が出るものである．ここでは実際に著者が遭遇した看護師のお手柄2例を紹介しよう．

前脛骨部色素斑（図17-5）

糖尿病患者にみられる皮疹である．下腿，とくに前脛骨部に小豆大程度の褐色調の色素斑がみられる．皮膚科医はこの所見から糖尿病を疑い，耐糖能異常を検査する．

提示症例は，患者自身が虫刺されの跡と思っていた皮疹である．10年以上前に生じた虫刺されであるが，これを見た看護師は「何かおかしい‼」と思い，著者の下へ患者を紹介した．みると明らかに本症である．

本人に伺うと糖尿病は否定するものの，長年健康診断などは受けていないという（糖尿病が発見される患者に多いエピソードである）．果たして，検査を行うと随時血糖だけで明らかな糖尿病であった．

Verrucous skin lesions on the feet in diabetic neuropathy（図17-6）

加重部に生ずる角化傾向の激しい皮疹である．中央部は潰瘍化することも多い．周囲が乳頭状を呈するので，時として尋常性疣贅と誤診されることがある．

提示症例は，足底に出現した本症であり，これをみた優秀な皮膚排泄ケア認定看護師が「はたして，イボと同じ治療をしてよいのか？」と疑問に思い，著者のもとへ患者を紹介した．このような症状を看過しておくと，悪性となる場合も容易に推定されるため，このような迅速な対応は誠に素晴らしい対応である．

肝要なことは，診断がわからなくとも「何かがおかしい！」と感ずるセンスであり，ぜひ拙著『たった20項目で学べる 皮膚疾患』で，鑑別診断の極意に触れていただきたい！

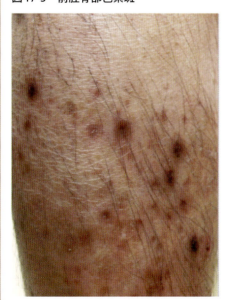

図17-5　前脛骨部色素斑

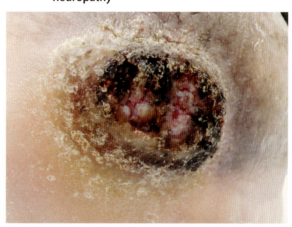

図17-6　Verrucous skin lesions on the feet in diabetic neuropathy

項目No.18 ナースのニーズNo.10 かゆみを惹起する食べ物そして薬剤

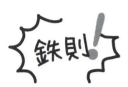
鉄則！ たべものの不安を除くスキンケア

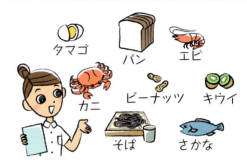

3 bare essentials

1. サバ，サケ，タラ，イカ，タコ，エビ，アサリ，豚肉，ソバ，イモ，タケノコ，サトイモ，ナス，ホウレンソウなどは瘙痒を増強させる可能性がある．

2. 口腔アレルギー症候群は果物や野菜類が原因となるが，交差反応を起こす物質があり注意が必要である．

3. 瘙痒を惹起する薬剤は，経験的にある程度明らかになっており患者指導が重要である．

瘙痒（かゆみ）を惹起する食物

スキンケアを専門にする看護師は，患者から生活指導に関する質問を受けることも多い．当然，保湿剤や洗浄方法などの情報を欲する場合が多いと思われるが，意外に多い質問は，瘙痒を惹起する食べ物である．本項では，広い意味でのスキンケアとして，これらを解説する．

アレルギー性機序により起こる瘙痒は，一般市民にも「食物アレルギー」としてよく知られているが，これはⅠ型アレルギーを指す場合が多い．

①Ⅰ型アレルギーを起こす食品

原因食品は年齢により異なる．乳幼児期には鶏卵，牛乳，小麦，大豆などが多く，学童期以降は，甲殻類，魚類，小麦，果物，そば，ピーナッツなどが原因となる．皮疹としては蕁麻疹を呈する場合が多い（**図18-1**）．

『食物アレルギーの診療の手引き2008』によると，0歳〜3歳までは1位鶏卵，2位乳製品，3位が小麦である．当然，加齢とともにさまざまな食品を摂取するため，次第に原因食品は多様化し，4歳〜6歳では1位鶏卵，2位乳製品は変わらないものの，3位が甲殻類，次いで果物となる．7歳〜19歳では1位は甲殻類に変わり，2位が鶏卵，3位がそば，4位が小麦，5位が果物である．20歳以上は，1位が甲殻類，2位が小麦，3位が果物，4位が魚類，5位そばの順である．

図18-1　食物アレルギーによる蕁麻疹

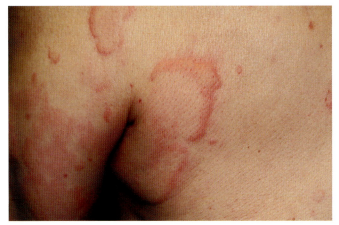

蕁麻疹では，時に膨疹が環状を呈する．この形態だけをみて「環状紅斑」と判断し，薬剤アレルギーや真菌感染を疑ってはならない．丁寧な問診で原因追求を行うことが重要である

　あくまで疫学調査であるため，これ以外の食品についても注意を払う必要があるものの，患者の年齢と照らし合わせることで，診療上参考となる．

　年齢により原因食品が変化するのは，鶏卵，牛乳，大豆などは加齢とともに耐性が得られやすく，甲殻類，そば，魚，木の実，ピーナッツなどは耐性が得られにくいことによる．また，食物そのものではなく，食物中の防腐剤，人工色素，サリチル酸が原因となる場合もあり，注意が必要である．

　一方，口腔アレルギー症候群は果物や野菜類が原因となる．近年，食物アレルギーの原因抗原を2種類に分類する試みがあるが，本症では感作経路が接触，吸入により交差反応により誘発されることが特徴であり，経口による経腸管感作ではない．

　アレルゲンは不完全食物アレルゲンであり，熱や消化酵素に対し不安定であるため，加工品などの摂取は問題がないことが多い．原因食物と交差反応物質とのある程度の相関が知られており，クリ，バナナ，アボカド，キウイフルーツはラテックス，リンゴ，モモ，イチゴ，アーモンドやココナッツはシラカンバ，メロン，バナナ，スイカ，キュウリやニンジンはブタクサ，セロリやニンジンはヨモギ，トマトはスギなどとの関連が指摘されている．

　食餌依存性運動誘発性アナフィラキシーは小麦が原因となることが多く，この他にもエビ，イカ，そばが原因となる．運動のみならず，アスピリン摂取により発症する場合もあり，

注意が必要である．

　食物アレルギーの診断は患者の成長や栄養状態を左右するため慎重に行う必要がある．根拠のない過剰な食物制限は行うべきではない．経口負荷試験を施行し得ない患者では，最近，血中抗原特異的IgE抗体検査において，95％以上の患者で経口負荷試験が陽性となる抗体価が検討されており参考となる．

　治療は原因食物摂取制限であるが，注意すべきは検査結果による画一的除去を行わないことである．

　例えば，卵白や果物などは加熱や加工によりアレルゲンとして作用しにくくなる．実際，生トマトにアレルギーがあっても，トマトジュースやケチャップは摂取可能であることが多い．また，牛乳アレルギーがあってもほとんどの患者は牛肉摂取が可能である．大豆アレルギー患者でも，味噌や醤油などの発酵食品は摂取可能であることも少なくない．

　さらに，米と小麦は同じイネ科に属しており，IgE結合能の上では交差反応がみられるが，小麦アレルギー患者でも米は摂取可能である．

　食品にはアレルギー表示義務食品が7品目，推奨品目は18品目があるので，それを参考にするように指導する．最近では外食産業でも積極的にこれらの表示を行っている．

②Ⅳ型アレルギーを起こす食品

　食品がⅣ型アレルギーによる湿疹・皮膚炎を惹起することは少ないが，アトピー性皮膚炎において，小麦や鶏卵などの食物が増悪因子となることがある．

　アトピー性皮膚炎をはじめとする湿疹皮膚炎群（しっしんひふえんぐん）では，飲酒が瘙痒を増悪させることは知られているが，これらは後に述べる非アレルギー性によるものであり，混同してはならない．

③末梢性の瘙痒を惹起する食物

　末梢性瘙痒受容体を活性化させるヒスタミンやコリンのような物質を多量に含む食品では，摂取量に応じて瘙痒を生ずる．サバ，サケ，タラ，イカ，タコ，エビ，アサリ，豚肉，ソバ，イモ，タケノコ，サトイモ，ナスやホウレンソウがこれに当たる．

　また，酒類，とくにビールやワインも原因となる．これら以外の魚介類，卵白などは間接的に末梢性瘙痒受容体を活性

化する.

　これらによる瘙痒の皮膚の表現型は，原則として皮膚瘙痒症，つまり皮膚に瘙痒感があるのみで何ら皮疹がない状態であるが，瘙痒に対する搔破行動により二次的に湿疹性病変を形成する場合も多い．

　この他，食品により瘙痒を生ずる疾患として有名なものにシイタケ皮膚炎がある．シイタケ皮膚炎はシイタケを生食した後に出現する搔破痕に一致する線状の浮腫性紅斑が特徴である．原因物質はシイタケに含まれるレンチナンと考えられており，加熱処理で失活するため加熱調理したシイタケで発症することはなく，患者の病歴聴取が重要である．

④中枢性の瘙痒を惹起する食物

　薬剤では中枢性に作用するものも多いが，食物では現在までのところ知られていない．

瘙痒を惹起する薬剤

　薬疹は皮膚科診療のなかでも，遭遇することが多い疾患であるが，大部分は多形紅斑型などの瘙痒を伴わない場合が多く，瘙痒がないことが診断において参考となる症例も多い．しかし，薬剤によっては蕁麻疹型や湿疹型の皮疹を呈することもあり，十分な理解が必要である．

　なお，アレルギー性の薬疹においては，Ⅱ型もしくはⅢ型アレルギーを介して発症する症例も多いと思われるが，現時点で瘙痒との関連は明確ではないため，今回は割愛した．

①Ⅰ型アレルギーを起こす薬剤

　蕁麻疹型薬疹を生ずる薬剤として，抗菌薬や造影剤，非ステロイド系鎮痛薬が有名である．時にアナフィラキシーショックを引き起こし，血中特異的IgE抗体が陽性となることもある．

　アスピリンや非ステロイド系鎮痛薬による蕁麻疹は，不耐症（イントレランス）によるものが多いが，血中特異的IgE抗体が陽性となることもある．

　また，生ワクチンにおいても，アナフィラキシーショックが生じたり，血中特異的IgE抗体が陽性になる場合もあるが，これは添加材であるゼラチンによる．

この他にも，ゼラチンが添加されている坐薬でも起こる可能性がある．

②Ⅳ型アレルギーを起こす薬剤

Ⅳ型アレルギーによる薬疹は，主にネオマイシンやイソニアジドなどの抗菌薬，トルブタミドやクロルプロパミドなどの糖尿病治療薬，アミノフィリンや塩酸ヒドララジンなどの循環改善薬により生じる．

経皮的感作を受けた後，全身投与により，湿疹・皮膚炎を惹起する．湿疹型の薬疹は，皮膚症状だけでは通常の湿疹との鑑別が難しい（図18-2）．

図18-2　湿疹型の薬疹

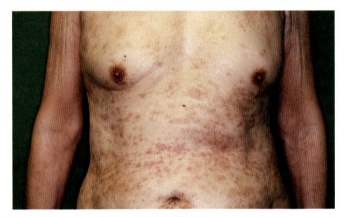

皮膚症状だけでは通常の湿疹との鑑別が難しい

抗菌薬は通常は長期に投与されることは少ないが，それ以外の薬は比較的長期に投与されることが多く，患者が内服している場合には，パッチテストを行うなど，薬疹の可能性を念頭におくことが重要である．

一方，局所投与によるⅣ型アレルギーは軟膏や湿布に多くみられ，通常の接触皮膚炎として生ずるので診断は比較的容易である（図18-3）．

とくにケトプロフェンは光接触皮膚炎を生じる物質として有名であり，原因薬貼付後，長期間を経て皮疹が現れることも多く注意が必要である．

光接触皮膚炎を疑った場合，光パッチテストで確認する必要があるが，施設によっては手技的に困難な施設もある．この点，湿布剤に含まれているメントールやクロタミトンにより接触皮膚炎が起こっている可能性もあり，正確な光接触皮

図18-3　Ⅳ型アレルギーによる接触皮膚炎

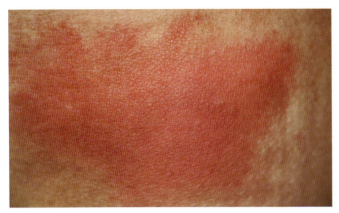

軟膏や湿布で多くみられる

膚炎の頻度は不明と言わざるを得ない．

　一方，ブフェキサマクも接触皮膚炎を惹起する頻度が高かったが，ごく最近発売中止となった．

　接触皮膚炎の治療として用いられる副腎皮質ステロイド外用薬でも接触皮膚炎を惹起する可能性はあり，漫然と使用すべきではない．さらに，抗菌薬との合剤などでは比較的接触皮膚炎の頻度が高くなる．

　ステロイド・抗生物質配合外用薬は，他科領域で比較的高頻度に使用されていることから注意を要する．

③末梢性の瘙痒を惹起する薬剤

　有名なものとして，エストロゲンやインスリンなどのホルモン製剤，ジゴキシンなどの強心性ステロイド配糖体，ポリミキシンBやリファンピシンなどの抗菌薬，インドメタシンなどの非ステロイド消炎鎮痛薬，クロフィブラートなどの高脂血症改善薬などが末梢性の瘙痒を惹起する薬剤として有名であるが，詳細な機序は不明である．

　また，アンギオテンシン変換酵素阻害薬は，血中ブラジキニンレベルを高めることから，ブラジキニンによりヒスタミン遊離が促進される結果，瘙痒が惹起される．

　抗甲状腺薬のチアマゾールやプロピルチオウラシルも瘙痒を惹起する場合がある．ただし，薬疹患者では原則投与中止と他剤への変更を考慮すべきであるが，この2剤は抗ヒスタミン薬を投与し慎重に経過を観察した場合，瘙痒が改善し継続投与が可能である症例も多く，原疾患治療を無視した安易な薬剤投与中止をしてはならない．

また，ブレオマイシンでは先述したシイタケ皮膚炎様の皮膚症状（図18-4）が出現することが知られている．ただし，正確な機序は不明である．

アスピリンを含む非ステロイド系消炎薬により惹起される蕁麻疹においては，不耐症（イントレランス）による非アレルギー性の蕁麻疹として発症することがある．このような症例では，他の非ステロイド系消炎薬や人工食品着色料，防腐剤などの化学物質に対しても過敏性を示すことが多く，単独で蕁麻疹の原因となるほか，他の病型の蕁麻疹の増悪因子となることがあり，注意が必要である．

図18-4　シイタケ皮膚炎様皮膚症状（ブレオマイシンによる）

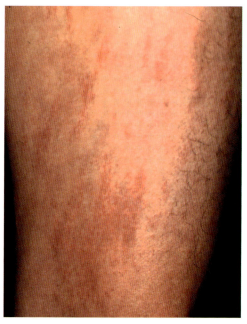

ブレオマイシンで出現したシイタケ皮膚炎様の皮膚症状

④中枢性瘙痒を惹起する薬剤

アヘンアルカロイドであるモルヒネは，オピオイド受容体のうちμ受容体に作用することで瘙痒を生ずる．同様にコカアルカロイドのコカインも中枢性の瘙痒を惹起する．

この他，中枢性の瘙痒を惹起する薬剤としてはジアゼパム，ニトラゼパム，オキサゼオアム，カルバマゼピンなどが挙げられる．

食事指導と治療

　瘙痒の原因が，これまでに記載した検査法で食物であることが判明した場合，その食品の摂取を避けるよう指導する．先述のように，加熱や加工により安全に摂取することもあることから，十分な患者指導が重要である．また，薬剤の場合は原則薬剤の投与を中止し，他の薬剤に変更する．

　しかし，最近の分子標的薬を使用している患者など，基礎疾患によっては薬剤投与を中止できない症例も多く，その場合には対症療法を行いながら，十分な経過観察を行う．

　治療は一般的な蕁麻疹，湿疹・皮膚炎群に準ずる．抗ヒスタミン薬や抗アレルギー薬内服とともに，症状が高度の場合には短期的に副腎皮質ステロイド内服を行う．湿疹病変では副腎皮質ステロイド外用薬による加療を行う．

　なお，中枢性の瘙痒に関しては，ナルフラフィン塩酸塩内服が有効である可能性があるが，本薬の保険適用は「既存治療で効果不十分な血液透析患者，および慢性肝疾患患者」のみであるため，薬剤による中枢性の瘙痒には使用することができない．

　瘙痒を有する基礎疾患をもつ患者にとって，体温上昇や発汗を促す食品の摂取には注意が必要である．アルコールや香辛料，また熱い食品を摂取した場合，瘙痒が増強することがある．

　また，広い意味では糖尿病などの，瘙痒が高頻度に出現する疾患においては，基礎疾患の治療が瘙痒の治療に直結する．とくに糖尿病は栄養管理が非常に重要な疾患であるため，栄養士による栄養指導が必要となる．

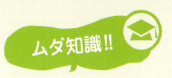

ムダ知識!!

マンゴー好きの哀話

　「ヘルペスですから薬ください！」またまた現れたる，自己診断患者である．"自分でわかれば医者などいらぬ……"と思いながら聞いてみると，案の定知人の看護師に「ヘルペスだから皮膚科に行って薬をもらってきなさい！」と言われたそうである．しかし，臨床がおかしい．上口唇に一列に並ぶ漿液性丘疹（図18-5）．「かゆい」という．

　皮膚科医がみれば一目瞭然，接触皮膚炎である．何気なく「いや〜かぶれですね．マンゴーでも食べましたか？」「えっ！　なぜわるのですか？　そういえば，マンゴーを食べてから痒くなったけど……！　先生，私マンゴー大好きなんですよ」パッチテストで確認しマンゴーが原因であれば残念ながら再発させぬためには，食べてはならない．ショックを受ける患者がつぶやいた．「宮崎マンゴー，その知人（の看護師）からもらったものなんですけど〜」．切っ掛けを作って，さらなる誤診．アナタならどうする？

図18-5　マンゴーによる接触性皮膚炎

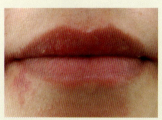

上口唇に一列に並ぶ漿液性丘疹がみられる

項目 No.19　ナースのニーズ No.18　**スキンケアを踏まえた医療用テープ固定法**

鉄則！ 固定法 これぞ看護の技極み

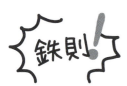

3 bare essentials

1. 医療用テープは基材と粘着剤からできており，それぞれ通気性や粘着性が異なる．

2. テープトラブルを回避するためには，ローテーション貼付，張力の回避，テープ貼付部位の保護などの対策を行う．

3. 医療用テープやドレッシング材の固定法には正しいやり方があり，それを理解し実践することが重要である．

医療用粘着テープの特徴

医療用粘着テープとは，医療現場で用いられるガーゼや包帯を固定するためのテープである．現在は実にさまざまな種類が市販されており，紙やビニルなどに粘着剤を片面に塗布することにより，粘着力を得るものである．

代表的なものに，いわゆる絆創膏が挙げられるが，その他にもサージカルテープや医療用テープ剤，ストーマ装具が含まれる．ガーゼなどを皮膚表面に固定するために用いられるものであることから，当然その粘着性はテープを剥がす際に表皮を傷害する要因となることは致し方がない．そのため，より皮膚障害性が少なく，かつある程度の粘着力を担保する医療用粘着テープが開発されている．

①テープの構造

医療用粘着テープの構造は外用薬に似ており，いわゆるテープ本態ともいえる基材，粘着剤から構成される．粘着剤は皮膚に接着する物質であり，主に天然ゴム，合成ゴム，アクリル，シリコンなどの種類がある．基材には，紙，布，プラスチックなどが使用されている．

この組み合わせにより，さまざまな医療用粘着テープが市販されている．基剤や粘着剤により，その粘着性や通気性，伸縮性が異なるため，それぞれの特性を十分理解して使用する必要がある．

②基材による影響

基材は通気性や伸縮性を左右する．伸縮布，不織布，紙であれば通気性が確保される．プラスチックは通気性の点では劣るものの，最近の製材では穴を開けることでこの点をカバーしている．伸縮性の点からは布が優れており，関節部などには積極的に用いるとよい．

③粘着剤による影響

天然ゴムにしろ，合成ゴムにしろ，ゴムの粘着力は比較的弱い．さらにラテックスは接触皮膚炎を惹起する場合も多いため注意が必要である．

ゴムは吸水性に劣るため，浸軟した部位への使用には十分注意する．アクリルやシリコンは，それ自体に粘着力があるため，比較的添加物が少ない．

安全な医療用粘着テープの貼り方

ローテーション貼付

毎回テープを貼る部位を変えるとよい．テープによる直接刺激を短時間にすることで，回復力を期待する方法である．

張力の回避

テープを引っ張りながら貼付すると，貼付部の皮膚に張力がかかるため，皮膚にずれが生じる．これにより水疱形成などを惹起することがある．

テープ貼付部位の保護

テープ貼付部位を事前に保護するとよい．皮膚被膜剤は，文字通り皮膚表面に被膜をつくることで粘着刺激や剥離刺激を軽減することが可能である．テープ交換時に塗布する．

板状皮膚保護剤を塗布するのも有用である．ストーマ装具の保護に用いられることが多いが，テープ貼付部より広い範囲に板状皮膚保護剤を貼付し，その上にテープを貼るとよい．板状皮膚保護剤は数日間使用できるため有用である．

また，創傷用ドレッシング材を用いてもよいが，テープ固定目的には保険適用がないことに注意する．さらにテープを剥離する際には，粘着剥離剤を使用するとよい．液体やワイプがある．

メモ

工業用ビニールテープは危険？

医療用粘着テープではないものの，かぶれ難い粘着剤として，工業用ビニールテープが推奨されたことがあった．安価であるため，実際在宅現場では現在でも使用されていると思われるが，日本看護協会はその使用に関し否定的見解を出した．本テープはあくまで工業用であり，人体使用を想定していないため当然の結論であろう．しかし，工業用テープは比較的粘着力が弱く，必要以上に角質などを剥離しないため，経験上安全性が高いのは事実であった．

工業用ビニールテープの問題点としてしばしば発癌性が問題視される．工業用ビニールテープはポリ塩化ビニルが用いられており，なかでも最も多く使用されているフタル酸ビス2-エチルヘキはその安全性がしばしば議論される．

しかし，フタル酸ビス2-エチルヘキについてはさまざまな安全性試験が行われており，以下の点が明らかとなっている．フタル酸ビス2-エチルヘキの急性毒性は，食塩や砂糖よりも低い．また，皮膚刺激性なども無刺激または微刺激の範囲である．ヒトに対する発癌性は国際癌研究機関により水道水と同じレベルであると報告している．環境ホルモンとしての作用については，環境省が内分泌への影響はないと報告している．以上の点から考えると，工業用ビニールテープの危険性は限りなく低いと推定される．

だから工業用ビニールテープの使用を推奨するものではないが，医療資源の限られる在宅現場などでは患者と家族に十分なインフォームドコンセントが得られれば，使用することを禁ずるべきではないと思われる．ちょうど褥瘡診療におけるラップ療法の考え方と同じと考えればよいのではないか．

医療用粘着テープによる固定の実際

①テープ固定

　ガーゼを皮面に固定する際，漫然と固定してしまうと思わぬ皮膚障害をもたらすことがある．スキンケアを考えるうえではテープの選択も重要であるが，その貼り方のコツをマスターしたい．

テープの固定

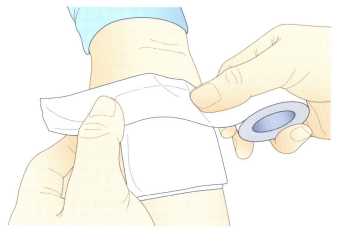

皮膚を緊張させず，中央から両側へ貼って基部を固定する．ドレッシング材やガーゼに対し，テープの長さをぎりぎりにせず，余裕をもたせる

テープの剝がし方

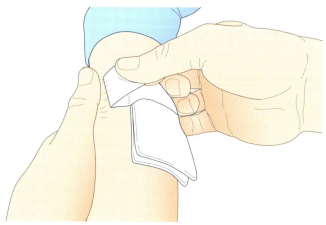

剝がす方向とは逆に皮膚を軽く押さえ，毛流に沿って90〜150°の角度でゆっくりと剝がす

メモ

皮膚にやさしい固定テープ

　シリコーン粘着剤により，剝がすとき皮膚が伸ばされにくく，痛みや赤みなどのトラブルが少ないテープ．

3M™ やさしくはがせる シリコーンテープ

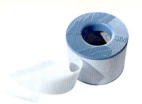

（写真提供：スリーエム ジャパン株式会社）

　優れた通気性でかぶれにくいテープ．

3M™ マイクロポア™ スキントーンサージカルテープ 不織布

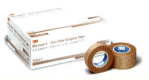

（写真提供：スリーエム ジャパン株式会社）

②ドレッシング材固定

ドレッシング材を貼付する際には，皮膚表面の形状に注意する．

殿裂部へのドレッシング材の固定

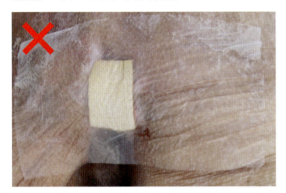 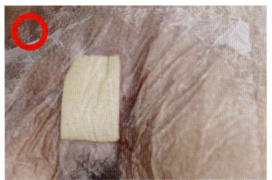

殿裂部など，周囲皮面に対し陥凹している場合，その部位から貼付を開始すると中央から貼付した場合に比較し，死腔が減少する

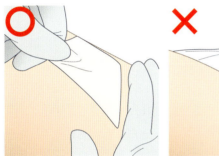 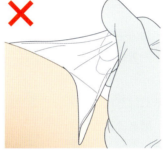

ポリウレタンフィルムなどを皮面から剥がす際には，皮面に対し水平方向に若干引っ張るように力をかけ，ゆっくり剥離する

〈注意〉
粘着力が高いドレッシング材の場合，水道水や生理的食塩水を用いて，ドレッシング材を濡らしながら剥がすとよい．また，除去用剥離剤（リムーブなど）も市販されており，剥離の際に便利である

③包帯固定

包帯には①巻軸包帯，②伸縮包帯・弾性包帯，③ギプス包帯などがあり，三角布や腹帯なども包帯の一種である．

詳しくは拙著『たった20項目で学べる 褥瘡ケア』を参照されたい．

◆包帯固定

もっと詳しく!!
「たった20項目で学べる 褥瘡ケア」
P.118～121参照

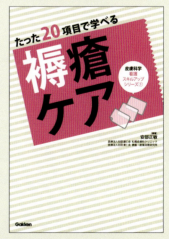

発行：学研メディカル秀潤社
判型・ページ数：B5判・132ページ
価格：1,800円（税別）

項目 No.20 ナースのニーズ No.19 化粧品によるスキンケア

鉄則！ 化粧品選べば同時にスキンケア

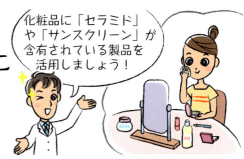

3 bare essentials

1. 化粧品は皮膚科学的観点から選択すべきである．

2. 化粧品の使用順序としては"クレンジング料→洗顔料→化粧水→美容液→乳液→クリーム→サンスクリーン剤"である．

3. メイクは"化粧下地→リキッドファンデーション→コンシーラー→パウダーファンデーション→フェースパウダー→アイカラー→アイブロウ→チークカラー→口紅"である．

どんな化粧品を使用したらよいの？

世の中には多数の化粧品や美白剤などが出ており，選ぶのも一苦労である．著者は男であるため，化粧などまったく関心がないが，時に患者として現れるニューハーフの方など，それはそれは高価な化粧品を使用しているようである．

著者は皮膚科医であるため，「どんな化粧品を使用したらよいのか？」という質問を度々受けるが，一般論として試供品を貰い，気に入ったものを使用すればよく，どの会社の製品を使えばよいのかという点では，個人的には，やはり大手化粧品会社や製薬会社の製品がよいのではないかと考える．

その理由は，大手化粧品会社や製薬会社は研究開発費にも多額の投資をしており，より高品質な製品を安価で提供できる体制を作っていると思われるからである．現に，大手の化粧品会社は大学の皮膚科研究室と共同研究を行うなど，学術的貢献度も高い．

なかでも近年のトピックは，セラミドを含有する製品が多数開発されていることである．市販薬や化粧品などに配合されるセラミドには以下が存在する．

①天然セラミド

天然セラミドは，「ビオセラミド」「セレブロシド」ともよばれ，馬などの動物の脳や脊髄などから抽出することで得られる．ヒトの細胞間脂質と類似性が高く保湿能に優れる．「ビオセラミド」「セレブロシド」「ウマスフィンゴ脂質」など

化粧品には表記されている．

②ヒト型セラミド

ヒト型セラミドは，「バイオセラミド」ともよばれ，近年のバイオテクノロジー技術の発達により合成が可能となった．当然，ヒトのセラミドに準ずる化学構造をもとに作られており，保湿力や浸透力に優れている．ヒトセラミドのサブタイプに準じ，「セラミド1」「セラミド2」「セラミド3」と表示される．

③植物性セラミド

植物性セラミドは，米ぬかや小麦胚芽油など植物由来のセラミドである．

④合成セラミド

合成セラミドは，石油より化学合成され産生されるものである．安価であるが，効果は他のセラミドに比較して低い．

通常，化粧品の使用順序は次の通りである．

化粧品の使用順序

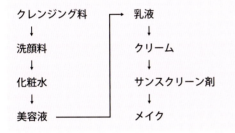

クレンジング料

手掌にクレンジング料を適量とり，顔全体に伸ばす．この際，手に水分があるとクレンジングの効果が薄れるため，必ず手掌の水分は除去すべきである．

その後，顔面全体に円を描くように愛護的に塗り伸ばし，60秒程度そのままにして既存のメイクと馴染ませ，お湯で洗い流す．

洗顔料

洗顔料はしっかりと泡立て，ミセルをつくるようにする．このようにすると，皮膚表面に付着した油性の汚れは除去されるが，皮脂膜などはそのままにできるため，バリア機能の

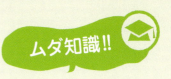

ムダ知識!!

学研ナーシングセミナー

著者は長年学研ナーシングセミナーの講師をお引き受けしているが，中でも一番新しいのは花王株式会社との共催である『スキンケアセミナー』である．何を隠そう本書もそのセミナー参加者からの要望で誕生したといっても過言ではない．

セミナーでの講義は無論，中立な立場できわめて皮膚科学に沿って行っているが，打ち合わせなどでは花王を褒めちぎる作戦に出た．というのも著者は笑福亭鶴瓶氏の大ファンであり，学生時代には上岡龍太郎氏と鶴瓶氏のライブを観に，わざわざ武道館まで出かけたほどである．そこで，花王をヨイショすれば，鶴瓶氏が司会をする対談番組（スポンサーが花王）の観覧くらいお安い御用！　と言ってくれるかと思いきや，まさに暖簾に腕押しであった．

ちなみに，著者は飛行機移動が多い．某航空会社のキャンペーンに応募し，ことあるごとに「機内のコーヒーが美味しい！」とか「Wifiサービス最高！」と白々しいことを口にしていたところ，狙っていた特製バッグは見事に送られてこず，薄っぺらい封書が送られてきた．ご丁寧に落選通知かと思い，即ゴミ箱行の予定であったが，暇潰しに詫び状でも読もうかと開封したところ，何と特賞当選"嵐の特別ライブ"の招待状であった……．

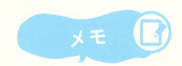

尋常性痤瘡患者の化粧

　尋常性痤瘡，いわゆるニキビ患者は多い．皮膚科受診者でも多数を占めるのであるから，市販薬などで治療している人口を考えるとほとんどの人がニキビで悩む時期があるといっても過言ではない．

　わが国でのニキビ治療は近年急速に進歩しており，以前とは見違えるように治療手段が増えた．数年前までは，せいぜい抗生物質外用薬程度であったものが，アダパレンや過酸化ベンゾイル外用薬が登場し，炎症を伴ういわゆる赤ニキビだけでなく，一定期間使用することで，瘢痕，いわゆるニキビ痕も治療することが可能となった．これも広義のスキンケアともいえる．

　ところで，尋常性痤瘡患者の苦情の一つに「ニキビだから化粧してはいけない！と医者に言われた」というものがある．概ね患者が「医者に言われた」というのは苦情であり，称賛する場合には"医者"が"先生"になる．確かに，化粧しない方がニキビ治療にはいいのであろうが，若い女性に化粧を禁止するのは酷であろう．著者は，化粧をしてもいいが，正しい方法を理解し，帰宅したらすぐメイクを落とし，治療薬を使用するように指導している．

　ただし，あくまでこれは女性患者のみに通用し，そうした趣味の中高年男性には化粧を禁じている．

障害が少なくなる．

　その後，泡で顔面を包むように洗い，ぬるま湯で丁寧にすすぐ．

化粧水

　化粧水は角質へ水分を供給する目的である．適量を手掌にとり，顔全体に馴染ませるように塗布する．とくに乾燥しやすい部分には，重ね塗りをすると保湿効果が上がる．

美容液

　美容液は角質へ保湿成分を補給する目的である．化粧水より少量を手掌にとり，顔全体に馴染ませるように塗布する．とくに乾燥しやすい部分には重ね塗りをすると保湿効果が上がる．

乳液

　角質への水分，保湿成分維持の目的である．適量を手掌にとり，顔全体に馴染ませるように塗布する．

クリーム

　角質表面へ油による膜を作る目的である．皮脂膜を補うと考えれば理解しやすい．適量を手掌にとり，顔全体に馴染ませるように塗布する．

　この順で使用すると，水分の次に保湿成分を補給し，その後両者を維持，最後に油膜を作ることでそれらを保持することが可能となる理論的な使用方法となる．

サンスクリーン剤

　クリームタイプであればパール2個分，ローションタイプであれば100円玉2個分を手掌にとり，顔全体に馴染ませるように塗布する．

　スティックタイプであれば，スポンジなどを用いて均一に伸ばすのもよい．

メイク

　メイクの順序は以下の通りである．

メイクの使用順序

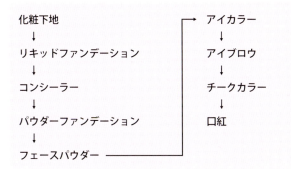

なお，化粧品も接触皮膚炎を起こすことがあるので，十分な注意が必要である．

オススメしたい！この製品

サンスクリーン配合の化粧品

最近では化粧品にサンスクリーンなどが配合され，化粧と同時に遮光が可能な製品があり，一石二鳥である．紫外線の功罪は本書で述べたとおりであり，このような製品をしっかり使用することで，効率のよいスキンケアを図ることも重要である．

このような製品は各社から発売されているが，以下に供覧するNOV製品は，遮光剤として吸収剤不使用であり，アトピー性皮膚炎や尋常性痤瘡患者に対しても比較的安全に使用できるとされている．

ノブ コンシーラー

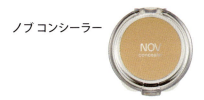

ノブ プレストパウダーUVルーセント

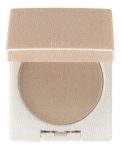

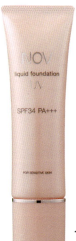

ノブ リキッドファンデーションUV

写真提供：常盤薬品工業株式会社

ムダ知識!!

本書発刊秘話

本誌はもちろん，過去3冊の『たった20項目で学べるシリーズ』は，いずれも日本褥瘡学会学術大会開催時を目標に発刊してきた．最終校正はいつもお盆の時期に重なってしまう．本来，出版スケジュールはもっと発刊までに余裕をもつことが多い．筆者も最近他社から単著を出版したが，そちらは医家向けであり，企画から出版までなんと3年の期間を要した．

他方，本書は少しでも読者の皆様に最新情報をお届けすべく，ぎりぎりまで執筆，校正を繰り返すありさまである．事実，この文章は出版前なんと2週間で書いているものであり，たった今リオデジャネイロ五輪で吉田沙保里選手が，残念ながら金メダルを逃してしまった．片目で執筆しながら，片目でテレビを見ていたが，残念な結果ながらそのプレッシャーに打ち勝つ姿は，金メダル以上のものがある気がする．ただ，吉田沙保里選手がここまで長きにわたって類稀なポジションにいられたのは，周囲の人々の支援があってこそなのであろう．

本書完成も多くのスタッフの方々にお世話になった．本書を一貫して企画，構成，出版してくださる学研メディカル秀潤社基礎看護編集部統括編集長の増田和也氏は，本シリーズのため，毎年お盆返上で本を仕上げてくださっている．頭が下がる思いである．

本書も著者の名前が前面に出るが，編集スタッフやイラストレーター，印刷会社や取次会社の皆様など，周囲の人々の支援があってこそ世に出られるのである．深謝して止まないが，本書をお手に取って下さったアナタが，本書からの情報により何か一つ医療現場で実践していただければ，医学書の出版も広い意味でチーム医療であると考えられる．

でも増田さん，来年のお盆は休みましょうね？？？

索 引

欧文

ABCD-Stoma®	101
CAPD	111
EGFRチロシンキナーゼ阻害薬	43
Favre-Racouchot症候群	33
IAD	73
IgE抗体	40
IL-1 β	45
KOH法	75, 86, 93
NMF	23
SPF	34
SSSS	89
TNF-α	45
tufted folliculitis	66
UVA	29
UVA1	29
UVA2	29
UVB	29
UVC	30
VAS	59
Verrucous skin lesions on the feet in diabetic neuropathy	113

ア行

アクセサリー	102
アクネ菌	90
足のスキンケア	80
足白癬	86, 97
あせも	63
アドヒアランス	61
アトピー性皮膚炎	116
アナフィラキシーショック	40, 117
アポクリン発汗	18
アミノ酸	23
α樹状細胞	26
アレルギー	39
アレルギー性接触皮膚炎	44
異汗性湿疹	81
Ⅰ型アレルギー	40
── 起こす食品	114
── 起こす薬剤	117
医療用粘着テープ	122
インターロイキン-1 β	45
ウイルス性発疹症	91
エキシマライト	32
液晶構造	25
エクリン発汗	18
エモリエント効果	48
円板状エリテマトーデス	85
黄癬	92
オストミー	99
オストメイト	99, 104
オピオイドκ受容体作動薬	107, 108
オピオイドμ受容体	107, 108

カ行

外陰部	92
疥癬	60, 93
── トンネル	61
界面活性剤	54
化学的バリア	18, 37
化学的刺激	102
角化型疥癬	96
角化細胞	21
角層中アミノ酸	23
角層	24
角層細胞間脂質	25
渦状癬	92
痂疲	89
かぶれ	41
カポジ水痘様発疹	15
顆粒層	22
汗孔	21
カンジダ症	74
カンジダ性爪囲炎	85
汗疹	63
関節症性乾癬発症	65
感染による刺激	103
乾燥性手掌足底皮膚炎	80
灌注排便法	100
汗貯留症候群	63
陥入爪	42, 82, 85

乾皮症	43
汗疱	81
基剤	47
基底層	22
吸収剤	34
吸収作用	19
急性下痢	78
金属アレルギー	80
金属パッチテスト	80
グラインダー	87
クリーム	47, 128
クレンジング料	127
鶏眼	81
化粧水	128
化粧品	126
── 使用順序	127, 129
毛染め	67
ケトプロフェン	118
Koenen腫瘍	85
ケラチン線維	23
ケラトヒアリン顆粒	22, 23
下痢	78
── 種類	78
── 対処法	78
ケルスス禿瘡	66
限局性皮膚瘙痒症	58
抗EGFRモノクローナル抗体	43
工業用ビニールテープ	123
抗菌ペプチド	36
抗菌薬含有石鹸	104
口腔アレルギー症候群	115
膠原線維	27
紅色汗疹	63
紅色皮膚描記症	62
合成セラミド	127
合成洗剤	54
後天性穿孔性皮膚症	111
後天性爪囲角化腫	85
項部菱形皮膚	33
コールドクリーム	49
コラーゲン	27
コレステロール	19, 25
コレステロールエステル	25

サ行

細菌性爪囲炎	82, 85
再付着防止作用	54
細胞間橋	22
細胞間隙バリア	24
逆剥け	84
痤瘡様皮疹	43
サンスクリーン剤	14, 34, 128
サンスクリーン配合の化粧品	129
産生作用	19
サンタン	29
サンバーン	29
散乱剤	34
シイタケ皮膚炎様皮膚症状	120
紫外線	28
紫外線による生物学的影響	31
紫外線療法	28, 31
色素性乾皮症	14
色素沈着	112
刺激性接触皮膚炎	44
脂腺	19
自然排便法	100
自然保湿因子	23
失禁による皮膚障害	73
湿疹三角形	45, 79
湿疹型の薬疹	118
湿疹の三要素	46
湿疹病変	79
脂肪酸	25
充実性丘疹	46
周辺帯	24
腫瘍壊死因子α	45
漿液性丘疹	41, 46
消化管ストーマ	100
小胞子菌属	92
食餌依存性運動誘発性アナフィラキシー	115
食事指導	121
植物性セラミド	127
食物アレルギー	114
脂漏性皮膚炎	43
脂漏性湿疹	64
人工肛門	100
人工清拭剤	78

進行性指掌角皮症	80	爪甲肥厚	87
人工膀胱	100	爪床	82
深在性汗疹	63	爪上皮の構造	84
尋常性乾癬	65	爪母	82
尋常性魚鱗癬	23	瘙痒	58, 79, 107, 114, 116, 117, 119
尋常性痤瘡	90	瘙痒症	43
尋常性天疱瘡	71	瘙痒を惹起する薬剤	117
親水クリーム	50	即時型アレルギー	40
浸透作用	54		
浸軟	36	**タ行**	
真皮	21	ダーモスコピー	21
蕁麻疹	40, 41, 60, 114	ターンオーバー時間	22
蕁麻疹型薬疹	117	体温調節作用	18
水晶様汗疹	63	帯状疱疹	91
水中油型	49	タイトジャンクション	24
水痘ウイルス	91	多発性汗腺膿瘍	63
水分除去	13, 14	単純ヘルペス	92
水疱性類天疱瘡	71	――ウイルス	92
水様便	73	遅延型アレルギー	41
スキンケア	12	遅延型隆起性皮膚描記症	62
スキンタイプ	30	知覚作用	18
スキンテア	68	中心臍窩	91
ストーマ	99	中枢性瘙痒	107, 108
ストーマ周囲皮膚障害	101	中枢性のかゆみを惹起する薬剤	120
ストーマトラブル	36	張力の回避	123
ストーマの種類	100	ツーピース装具	101
スフィンゴ脂質	25	ツツガムシ病	98
生理的老化	69	爪の構造	82
赤外線	28	爪のスキンケア	82
石鹸	54	爪白癬	86
接触皮膚炎	41, 42, 44, 112	爪水虫	86
セラミド	25	Tリンパ球	41
セラミド配合皮膚保護剤ストーマ用装具	103	テープ固定	124
セレブロシド	126	テープ貼付部位の保護	123
洗顔料	127	テープの構造	122
前脛骨部色素斑	113	手湿疹	79
洗浄	13, 14	手のスキンケア	79
全身性エリテマトーデス	85	伝染性膿痂疹	89
全身性強皮症	85	天然セラミド	126
先天性表皮水疱症	71	天然保湿因子	23
爪囲炎	43	癜風	66
爪郭	82	糖脂質	25
爪甲	82	透析アミロイドーシス	111

透析患者	107	皮下組織	21
糖尿病	113	光接触皮膚炎	118
頭皮のスキンケア	66	光パッチテスト	118
凸型	101	光老化	31, 69
とびひ	89	光老化のメカニズム	70
トプシムクリーム	38	皮丘	20
ドライスキン	23, 59, 108	皮溝	20
トリコフィトン トンズランス	93	粃糠性脱毛症	66
トリコフィトン メンタグロフィテス	93	粃糠様鱗屑	64
トリコフィトン ルブルム	93	皮脂欠乏症	58
ドレッシング材固定	125	皮脂欠乏性湿疹	59, 108
		皮脂膜	26

ナ行

ナイロンタオル皮膚炎	55	ヒスチジンリッチプロテイン	23
軟膏	47	ビタミンD3	19
日光弾性線維症	31	ヒト型セラミド	127
乳液	128	菲薄化	69
乳化作用	54	皮膚感覚	18
乳剤性軟膏	49	皮膚乾燥	43
乳頭下層	27	被覆	13, 14
乳頭層	27	被覆材	70
尿失禁	73	皮膚呼吸	18
尿路ストーマ	100	皮膚生理機能	17
粘着剤	123	皮膚石灰沈着症	111
粘着剥離剤	103	皮膚瘙痒症	58
ノルウェー疥癬	96	皮膚の緩衝作用	55
		皮膚の柔軟性	18
		皮膚の水分コントロール	94

ハ行

配合剤	47	皮膚描記症	60, 62
配合剤の種類	48	皮膚表在性感染症	89
排泄物による刺激	101	皮膚保護剤	103
白色皮膚描記症	62	皮膚保護膜形成剤	104
白癬	82, 92	皮膚保湿洗浄クリーム	104
白癬菌属	92	皮膚紋理	21
波長域	28	皮膚用リムーバー	103
パッチテスト	67	皮野	20
バニシングクリーム	49	美容液	128
バリア機能	17, 20, 89	表在性皮膚細菌感染症	95
パルス療法	87	癜疱	84
板状皮膚保護剤	104	表皮	21
晩発性皮膚ポルフィリン症	109	表皮真皮接合部	26
汎発性皮膚瘙痒症	58	表皮菌属	92
ビオセラミド	126	平型	101
		フィラグリン	23

フォアダイス病	61
副腎皮質ステロイド外用薬	104, 109
——の主な副作用	111
——の分類	110, 111
フケ症	64
不全角化	23
附属器	21
物理的刺激	101
物理的バリア	18, 20
ブドウ球菌性熱傷様皮膚症候群	89
プロフィラグリン	23
分散作用	54
分子標的薬による皮膚障害	43
粉状皮膚保護剤	104
分泌作用	18
胼胝様皮疹	82
ベピオゲル2.5%（一般名：過酸化ベンゾイル）	94
ヘミデスモゾーム	22
胼胝	81
包帯固定	125
保湿	13, 14
保湿剤	51
保湿薬	47

マ行

マクロゴール軟膏	38
マダニ咬症	98
末梢性瘙痒	107, 108
末梢性のかゆみを惹起する薬剤	119
マンゴーによる接触性皮膚炎	121
慢性下痢	78
水尾徴候	61
メイク	128
メイクの使用順序	129
メラニンキャップ	29
メラニン産生	29
メラニン色素	29
メラノサイト	26
メルケル細胞	26
免疫学的バリア	18
免疫作用	19
免疫担当細胞	31
モイスチャライザー効果	48

毛孔	21
網状層	27
毛包炎	91, 95

ヤ行

有棘層	22
油中水型	48
溶血性連鎖球菌	89
Ⅳ型アレルギー	41, 44, 116
Ⅳ型アレルギーを起こす薬剤	118

ラ行

ライム病	98
ラメラ構造	25
ラメラストラクチャー	25
ランゲルハンス細胞	26
リゾチーム	36
隆起性皮膚描記症	62
裂隙接合	22
練状皮膚保護剤	104
連続性携行性腹膜透析	111
レンチナン	117
ローション	47
ローテーション貼付	123

ワ行

ワンピース装具	101

あとがき

　今回「たった20項目で学べる」シリーズの完結編となる4冊目を刊行することができた．筆者としてはこの上ない喜びである．何気ない会話から出版が決まった本書であるが，何とか読者の皆様にいち早く最新情報をお伝えしたいと，執筆期間はわずか3週間であった．文字通り寸暇を惜しみ，睡眠時間を削って執筆した．好きな新幹線の中で執筆する（鉄道ファンとしては列車乗車中に仕事をするなど言語道断である）など初めての経験であり，これは"嵐"のライブに行きながらも"嵐"そっちのけでiPodで"内山田洋とクールファイブ"を聞くが如き奇行であろう．仕事関連のメールの返信も滞ってしまい大勢の方にも迷惑をお掛けしてしまった．しかし，そのモチベーションも学研メディカル秀潤社に著者の本出版要望をしてくださった読者である看護師の皆様方のご支援のおかげである．心より感謝するとともに，書上げたからには1冊（とは言わず，2冊3冊！）ご購入願えれば至福の境地である．もし学会会場で筆者を見かけたら，是非お気軽にお声をおかけ頂きたい．そして本書を読んでのご感想でもお伝え頂ければ存外の喜びである（でも，へこまない様にあまり過激な非難はご遠慮頂ければ幸いです）．

　尚，最後に本書出版にあたり様々な助言を頂いた上司の根本治先生（医療法人廣仁会　理事長），浅沼廣幸先生（医療法人廣仁会　会長），著者にスキンケアを開眼する機会を頂いた宮地良樹先生（滋賀県立成人病センター病院長、京都大学名誉教授），林伸和先生（虎の門病院皮膚科部長），真田弘美先生（東京大学大学院医学系研究科健康科学・看護学専攻老年看護学／創傷看護学分野教授），内藤亜由美先生（藤沢市民病院），筆者の高校時代の恩師清水和則先生，筆者を医学の道に導いてくれた父安部正之（現在落語家　春雨や落雷として活躍中），また筆者に単著書籍の出版の機会をお与え頂き，多大なるご配慮を頂いた須磨春樹前社長，影山博之社長，学研ナーシングセミナー担当米倉功太郎氏，そして本書の立案から企画まで一貫して担当いただいた増田和也氏と学研メディカル秀潤社の皆様に心より感謝申し上げ，本書を終わらせて頂く．

　今度は学研ナーシングセミナーと学研ナーシングサポートで是非お目にかかりましょう．最後までご精読頂き有難うございました．

2016年8月 新函館北斗行「はやぶさ」号車中にて
安部正敏

筆者はこんな人……

安部正敏（あべ・まさとし）

略歴：

1987年3月	島根県立松江南高校卒業（恩師：清水和則先生）
4月	群馬大学医学部入学
1993年3月	群馬大学医学部卒業
4月	群馬大学医学部附属病院皮膚科学研修医（主任：宮地良樹教授）
1994年4月	群馬大学大学院医学研究科博士課程入学
1998年4月	群馬大学大学院医学研究科博士課程修了
	群馬大学医学部皮膚科学教室助手
2001年1月	アメリカ合衆国テキサス大学サウスウエスタンメディカルセンター細胞生物学部門研究員（主任：prof. F. Grinnell）
2003年6月	群馬大学大学院医学系研究科皮膚科学講師（主任：石川　治教授）
	群馬大学医学部附属病院感覚器・運動機能系皮膚外来医長
2013年4月	医療法人社団　廣仁会　札幌皮膚科クリニック　副院長（主任：根本　治院長）
	医療法人社団　廣仁会　褥瘡・創傷治癒研究所（主任：大浦武彦所長）
	東京大学大学院医学系研究科　健康科学・看護学専攻
	老年看護学／創傷看護学分野　非常勤講師（主任：真田弘美教授）
2013年6月	東京慈恵会医科大学皮膚科　非常勤講師（主任：中川秀己教授）

所属学会：日本皮膚科学会　　　　　　　　　　日本在宅褥瘡ケア推進協議会（理事）
　　　　　日本臨床皮膚科医会（常任理事）　　　日本看護理工学会（評議員）
　　　　　日本創傷・オストミー・失禁管理学会（理事）　日本乾癬学会
　　　　　日本褥瘡学会（理事）　　　　　　　　日本小児皮膚科学会

社会活動：学研ナーシングセミナー　講師
　　　　　「自信がつく！　誰も教えてくれなかった 外用療法　―水虫から褥瘡まで―」
　　　　　「知ると知らないでは大違い！　正しいアセスメントからスキントラブル解決法，退院調整まで楽しくマスター！1日でわかる皮膚のすべて」
　　　　　「季節に合わせたスキンケアのワザ！　皮膚の洗浄と保湿 確かな知識＆使える技術」
　　　　　学研ナーシングサポート　講師

著書：「たった20項目で学べる　褥瘡ケア」（学研メディカル秀潤社）
　　　「たった20項目で学べる　外用療法」（学研メディカル秀潤社）
　　　「たった20項目で学べる　皮膚疾患」（学研メディカル秀潤社）
　　　「ジェネラリストのためのこれだけは押さえておきたい皮膚疾患」（医学書院）
　　　「皮膚の見方 ナビカード」（学研メディカル秀潤社）
　　　「スキントラブルケア パーフェクトガイド（内藤亜由美先生と共編）」（学研メディカル秀潤社）
　　　「骨・筋肉・皮膚イラストレイテッド（窪田誠先生と共編）」（学研メディカル秀潤社）

連載：「憧鉄雑感（鉄道と皮膚に関するエッセイ）」（皮膚科の臨床：金原出版）
　　　「肌と皮膚の隅で（皮膚看護学に関するエッセイ）」（日経メディカルAナーシング）

たった20項目で学べる 看護スキルアップシリーズ

第1弾 たった20項目で学べる **褥瘡ケア**

編著 **安部正敏** 医療法人社団 廣仁会 札幌皮膚科クリニック
医療法人社団 廣仁会 褥瘡・創傷治癒研究所

臨床から在宅まで

使える！ 役立つ！

褥瘡ケアの入門書

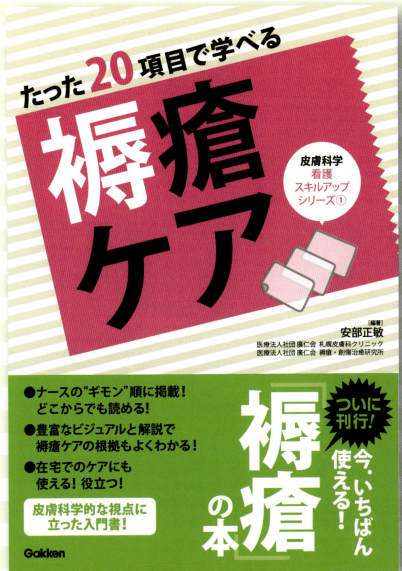

ついに刊行！

今、いちばん使える！

『褥瘡の本』

- ●ナースの"ギモン"順に掲載！どこからでも読める！
- ●豊富なビジュアルと解説で褥瘡ケアの根拠もよくわかる！
- ●在宅でのケアにも使える！役立つ！

皮膚科学的な視点に立った入門書！

●B5判 ●132ページ ●定価：本体1,800円（税別） ●ISBN：978-4-7809-1172-5

学研メディカル秀潤社 〒141-8414 東京都品川区西五反田2-11-8
TEL 03-6431-1234　FAX 03-6431-1790　URL http://gakken-mesh.jp/

たった20項目で学べる 看護スキルアップシリーズ

第2弾 たった20項目で学べる 外用療法

編著　安部正敏　医療法人社団 廣仁会 札幌皮膚科クリニック
　　　　　　　　　医療法人社団 廣仁会 褥瘡・創傷治癒研究所

アナタが"知りたかった"外用療法をやさしく解説！

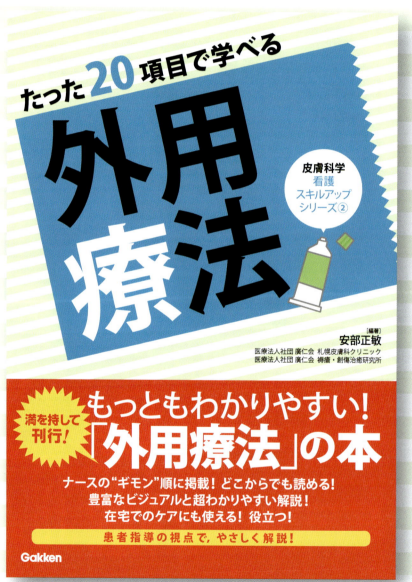

皮膚科学
看護
スキルアップ
シリーズ②

[編著]
安部正敏
医療法人社団 廣仁会 札幌皮膚科クリニック
医療法人社団 廣仁会 褥瘡・創傷治癒研究所

満を持して刊行！
**もっともわかりやすい！
「外用療法」の本**

ナースの"ギモン"順に掲載！どこからでも読める！
豊富なビジュアルと超わかりやすい解説！
在宅でのケアにも使える！役立つ！

患者指導の視点で、やさしく解説！

● B5判　● 104ページ　● 定価：本体2,100円(税別)　● ISBN：978-4-7809-1173-2

学研メディカル秀潤社　〒141-8414 東京都品川区西五反田2-11-8
TEL 03-6431-1234　FAX 03-6431-1790　URL http://gakken-mesh.jp/

たった20項目で学べる 看護スキルアップシリーズ

第3弾 たった20項目で学べる 皮膚疾患

編著 **安部正敏** 医療法人社団 廣仁会 札幌皮膚科クリニック
医療法人社団 廣仁会 褥瘡・創傷治癒研究所

診断の確定方法を学ぶ！
治療とケアがよくわかる！
患者・家族指導ができる！

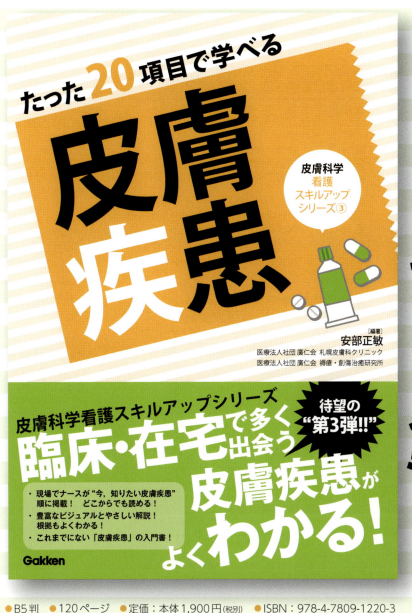

皮膚科学看護スキルアップシリーズ
臨床・在宅で多く出会う**皮膚疾患**が**よくわかる！**

待望の"第3弾!!"

- 現場でナースが"今，知りたい皮膚疾患"順に掲載！ どこからでも読める！
- 豊富なビジュアルとやさしい解説！根拠もよくわかる！
- これまでにない「皮膚疾患」の入門書！

Gakken

● B5判　● 120ページ　● 定価：本体1,900円(税別)　● ISBN：978-4-7809-1220-3

学研メディカル秀潤社　〒141-8414 東京都品川区西五反田2-11-8
TEL 03-6431-1234　FAX 03-6431-1790　URL http://gakken-mesh.jp/

皮膚科学
看護スキルアップシリーズ④
たった20項目で学べる　スキンケア

2016年9月10日　初　版　第1刷発行

編　著	安部　正敏（あべ　まさとし）
発 行 人	影山　博之
編 集 人	向井　直人
発 行 所	株式会社 学研メディカル秀潤社 〒141-8414　東京都品川区西五反田2-11-8
発 売 元	株式会社 学研プラス 〒141-8415　東京都品川区西五反田2-11-8
印　　刷	株式会社 シナノパブリッシングプレス
製 本 所	株式会社 若林製本工場

この本に関する各種お問い合わせ先
【電話の場合】
●編集内容についてはTel 03-6431-1237（編集部直通）
●在庫，不良品（落丁，乱丁）についてはTel 03-6431-1234（営業部直通）
【文書の場合】
●〒141-8418　東京都品川区西五反田2-11-8
　　　　　　　学研お客様センター
　　　　　　　『たった20項目で学べる　スキンケア』係

©M.Abe 2016.　Printed in Japan
●ショメイ：タッタ20コウモクデマナベルスキンケア
本書の無断転載，複製，複写（コピー），翻訳を禁じます．
本書を代行業者等の第三者に依頼してスキャンやデジタル化することは，たとえ個人や家庭内の利用であっても，著作権法上，認められておりません．
本書に掲載する著作物の複製権・翻訳権・上映権・譲渡権・公衆送信権（送信可能化権を含む）は株式会社学研メディカル秀潤社が保有します．

JCOPY 〈(社)出版者著作権管理機構委託出版物〉
本書の無断複写は著作権法上での例外を除き禁じられています．複写される場合は，そのつど事前に，(社)出版者著作権管理機構（電話 03-3513-6969，FAX 03-3513-6979，e-mail：info@jcopy.or.jp）の許可を得てください．

本書に記載されている内容は，出版時の最新情報に基づくとともに，臨床例をもとに正確かつ普遍化すべく，著者，編者，監修者，編集委員ならびに出版社それぞれが最善の努力をしております．しかし，本書の記載内容によりトラブルや損害，不測の事故等が生じた場合，著者，編者，監修者，編集委員ならびに出版社は，その責を負いかねます．
　また，本書に記載されている医薬品や機器等の使用にあたっては，常に最新の各々の添付文書や取り扱い説明書を参照のうえ，適応や使用方法等をご確認ください．

株式会社 学研メディカル秀潤社